人間にとって最も大切な努力は
自分の行動の中に道徳を追求していくことです

(アルベルト・アインシュタインのことば)

とびらのことば

　ノーベル賞受賞者アインシュタインが伝えた道徳についての言葉だとされています。どのような場面での言葉なのか、出典は残念ながらみつけることができませんでした。
　保育の現場では、日々様々な判断や決断を迫られます。この言葉は、単に決まりや規則に従うだけでなく、一つ一つの行動に対して「子どもにとって本当に良いことは何か」を考え続けることの大切さを示しています。また、子どもの人格形成に大きな影響を与える立場にあることを意識し、常に高い倫理観を持って行動することが重要です。
　AIが発達する現代。AIは与えられたルールに従って動作しますが、人間は状況に応じて倫理的な判断を行い、より良い選択を追求できます。保育という、人間性が最も重要視される職業において、特に重要な視点となります。

……イメージを学びの翼に……

子どもの保健

【シリーズ知のゆりかご】

谷川友美 編

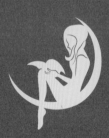

みらい

執筆者一覧（五十音順　○は編者）

大西　薫（岐阜聖徳学園大学短期大学部）……………………… 第9章、第10章

金山　三惠子（東京成徳大学）……………………………………… 第8章

亀田　佐知子（小田原短期大学）…………………………………… 第6章

佐野　葉子（東京福祉大学）………………………………………… 第2章

澤山美佐緒（大和大学白鳳短期大学部）…………………………… 第11章

清水　悦子（茨城キリスト教大学）………………………………… 第4章

○谷川　友美（別府大学短期大学部）……………………………… 第1節

永瀬　悦子（郡山女子大学短期大学部）…………………………… 第3章

野口　直子（別府大学短期大学部）……………………… 第12章、第14章

福井百合子（華頂短期大学）………………………………………… 第5章

三浦　由美（小田原短期大学）……………………………………… 第13章

森下　匡子（フェリシアこども短期大学）………………………… 第7章

装丁：マサラタブラ
本文デザイン：エディット
イメージイラスト：たきまゆみ

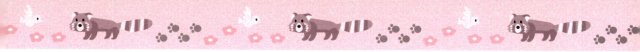

はじめに

　わが国の保育士養成は1948（昭和23）年の制度開始以来、75年以上の歴史を重ね、その間、保育士養成課程は6回の大きな見直しを経てきました。近年では、2017（平成29）年3月の保育所保育指針の改定を受け、2019（同31）年4月より新たな養成課程が適用されています。

　この改定により、「子どもの保健Ⅰ」は「子どもの保健」（講義2単位）へと再編され、保育における保健的対応の基礎的事項を習得する教科目として位置づけられました。特に、「より実践力のある保育士の養成」という観点から、保健的観点に基づく保育の環境整備や、心身の健康・安全管理の実践的な力の習得が重視されています。

　本書は、この新カリキュラムに対応しつつ、将来保育者として活躍する学生の皆さんが理解しやすいよう、豊富なイラストを取り入れ、視覚的な学習効果を高める工夫を施しました。特に、保育現場での具体的な場面を想定したイラストを多用し、理論と実践の懸け橋となることをめざしています。

　保育所は、子どもたちの健やかな成長を支える重要な場であり、保育士には子どもの健康と安全を守るための確かな知識と実践力が求められます。本書が、保育士をめざす学生の皆さんにとって、子どもの保健について主体的に学ぶためのよき道しるべとなることを願っています。

　最後に本書を刊行するにあたり、ご執筆にご協力いただいた先生方、ならびに出版社・株式会社みらいの方々に心より御礼申し上げます。

2025年2月

編者　谷川友美

本書の使い方

・はじめにガイドのご紹介

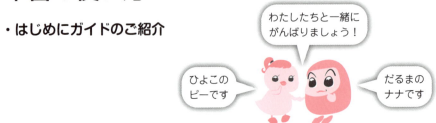

このテキストの学びガイドの「ピー」と「ナナ」です。
2人はさまざまなところで登場します。
ひよこのピーはみなさんにいつも「子どもの声」が聞こえるように、
だるまのナナは学習でつまずいても「七転び八起き」してくれるようにと、
それぞれ願っています。2人をどうぞよろしく（巻末にはシールも用意しました）。

①イメージをもって学びをスタートしよう。

章のはじまりの扉ページはウォーミングアップです。イメージを膨らませつつ、学びの内容の見通しをもって学習に入るとより効果的です。あなたならではの自由な連想を広げてみよう。

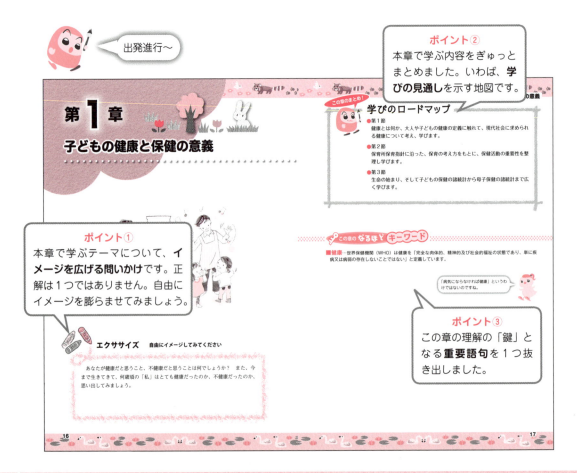

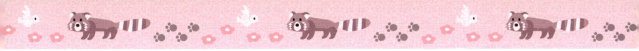

②ふりかえるクセをつけよう。

紙面にメモ欄を設けています。思うように活用してください。

> 大切だと思ったことや感じたことを書き込んでください。あなたの学びの足跡となります。

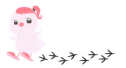

ふりかえりメモ：

③自分から働きかけるアクティブな学びを意識しよう。

本書の演習課題は「ホップ→ステップ→ジャンプ」の3ステップ形式です。このスモールステップを繰り返すことによって、アクティブラーニング（「主体的な学び」「対話的な学び」「深い学び」）の充実を目指します。

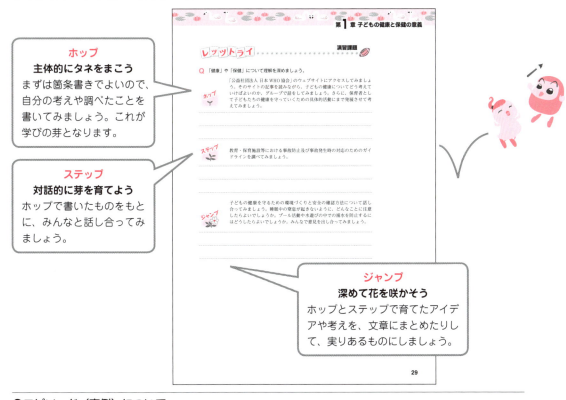

ホップ
主体的にタネをまこう
まずは箇条書きでよいので、自分の考えや調べたことを書いてみましょう。これが学びの芽となります。

ステップ
対話的に芽を育てよう
ホップで書いたものをもとに、みんなと話し合ってみましょう。

ジャンプ
深めて花を咲かそう
ホップとステップで育てたアイデアや考えを、文章にまとめたりして、実りあるものにしましょう。

●エピソード（事例）について

本書に登場するエピソード（事例）は、実際の例をもとに再構成したフィクションです。登場する人物もすべて仮名です。

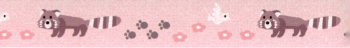

目　次

はじめに

本書の使い方

本書の構成の特徴

子どもが育つ道筋（発達）をわかりやすくまとめました。保育を支えるエビデンスがいっぱいです。

第1章　子どもの健康と保健の意義 …………………………………… 16

第1節　健康の概念　18
　　1．子どもの健康と保健　18
　　2．子どもの区分　20
第2節　子どもの生命保持と情緒の安定にかかわる保健活動の意義と目的　20
　　1．保健活動における意義と目的　20
　　2．保健活動における倫理　22
第3節　生命の成り立ちと母子保健の諸統計　23
　　1．生命の成り立ち　23
　　2．母子保健の諸統計　24
●演習課題　29
　　コラム①　保育士のための倫理　30

第2章　子どもの身体的発育・発達と保健 ……………………………… 32

第1節　子どもの発育発達の諸原則　34
　　1．胎内の発育　34
　　2．出生後の子どもの発育　35
　　3．スキャモンの発育曲線　37
　　4．体の比率　37
第2節　身体測定の方法　38
　　1．体重の測定方法　38
　　2．身長の測定方法　38
　　3．頭囲の測定方法　38
　　4．胸囲の測定方法　39
第3節　身体発育の評価　40

1．体重の評価　40

　　　2．身長の評価　40

　　　3．体重と身長のバランスの評価　42

●**演習課題**　**44**

　　　コラム②　トーチ症候群―サイトメガロウイルスについて―　45

第3章　子どもの生理機能の発達……………………………………… 46

第1節　子どもの生理機能　48

　　　1．呼吸　48

　　　2．循環　48

　　　3．消化　49

　　　4．体温調節　50

　　　5．免疫　51

　　　6．水分・電解質　52

第2節　子どものバイタルサイン　53

　　　1．呼吸数　53

　　　2．脈拍数　53

　　　3．体温　54

　　　4．血圧　54

　　　5．意識レベル　54

第3節　子どもの生活場面の機能（食事、睡眠・休息、排泄）　55

　　　1．食事　55

　　　2．睡眠・休息　56

　　　3．排泄　57

●**演習課題**　**58**

第4章　子どもの運動機能の発達……………………………………… 60

第1節　運動機能の発達と環境　62

　　　1．運動機能の発達　62

　　　2．運動発達に影響を与える要因　65

第2節　運動発達の諸原則と方向性　67
　　1．運動の始まり　67
　　2．運動発達の諸原則と方向性　70
第3節　子どもの運動発達の評価　71
　　1．健診の意義やポイント　71
　　2．保育における運動発達の評価　72
●演習課題　73

第5章　子どもの感覚の発達　74

第1節　子どもの感覚機能の発達　76
　　1．五感とその機能の発達　76
　　コラム③　これ何だろう？　82
　　2．その他の感覚機能　82
第2節　子どもの脳・神経機能　82
　　1．脳の重量　82
　　2．神経細胞の発達　83
　　3．神経の伝達回路の発達　83
　　4．重要な時期のかかわり　84
第3節　感覚機能の検査とその評価　84
　　1．視覚の検査と評価　84
　　2．聴覚の検査と評価　85
　　3．皮膚感覚の検査と評価　86
●演習課題　87
　　コラム④　乳幼児期の体験の重要性　88

第6章　子どもの精神発達　90

第1節　乳幼児の精神機能の発達と自立支援　92
　　1．乳幼児の精神発達の考え方　92
　　2．乳児期（0〜2歳頃）の精神発達と自立支援　92
　　3．幼児期（3〜5歳頃）の精神発達と自立支援　96

第2節　人間関係の発達にかかわる理論—エリクソンの生涯発達理論—　98

　1．乳児期「基本的信頼関係 VS 不信」（0〜1歳頃）　98

　2．幼児期前期「自律性 VS 恥・疑惑」（1〜3歳頃）　100

　3．幼児期後期「積極性 VS 罪悪感」（3〜5歳頃）　100

第3節　気になる子どもへの支援　101

　1．保育における気になる子ども　101

　2．保育者の役割と連携　103

●演習課題　105

第7章　障害のある子どもへの支援　108

第1節　障害とは　110

　1．障害の捉え方　110

　2．障害を正しく理解する　112

　3．インクルーシブ保育の実践　112

第2節　さまざまな障害の特性と支援について　113

　1．障害の分類　113

　2．発達障害の特性　113

　3．支援方法　115

　4．障害のある子どもの健康管理　117

第3節　障害のある子どもの保護者支援　118

　1．保護者の気持ち　118

　2．保護者に寄り添える支援　118

●演習課題　121

　　コラム⑤　インクルーシブな公園に行ってみよう　122

第8章　子どもの生活習慣の支援　124

第1節　基本的生活習慣の確立の意義および保育　126

　1．基本的生活習慣の確立とその意義　126

　2．生活習慣の確立の時期と保育　126

第2節　歯の発達とケア　126

　1．歯の発達　126

2．歯の生え変わり時期の注意点と保育　127

　　3．乳児期の口腔ケア　128

第3節　食と身体的・社会的・心理的側面からみる保育　129

　　1．食事と生活習慣　129

　　2．偏食と保育　130

　　3．食と文化　132

第4節　排泄と身体的・社会的・心理的側面からみる保育　133

　　1．トイレトレーニングを進めるための条件　133

　　2．トイレトレーニングの進め方　134

　　3．トイレの環境　136

●演習課題　136

第9章　子どもの健康状態と体調不良時の把握　138

第1節　子どもの健康と病気の特徴　140

　　1．日常生活における健康　140

　　2．子どもの病気の考え方　140

　　3．保育施設等における病気の子どもへの対応と予防　141

第2節　子どもの病気の症状とその対応　141

　　1．子どもの体調不良に気づく目安　141

　　2．病気の時にみられる症状と対応　141

●演習課題　145

第10章　子どもがよくかかる病気（感染症）　148

第1節　感染症理解の基本　150

　　1．子どもの免疫の発達と感染症　150

第2節　主な感染症　151

　　1．発熱と発疹の関係　151

　　2．保育所等において特に注意すべき感染症　151

第3節　感染症の分類と学校感染症と出席停止期間　160

　　1．保育所等における感染症対策　160

第4節　ワクチンと予防接種および副反応　**162**

　1．予防接種の目的と種類　162

　2．定期接種と任意接種　163

　3．同時接種　163

　4．予防接種と副反応　163

●演習課題　**165**

　コラム⑥　予防接種スケジュールの解説　166

第11章　子どもがよくかかる病気（アレルギー）……………**168**

第1節　アレルギーの定義と分類　**170**

　1．免疫　170

　2．アレルギー　170

第2節　主なアレルギー疾患　**172**

　1．食物アレルギー・アナフィラキシー　172

　2．気管支喘息　174

　3．アトピー性皮膚炎　174

　4．アレルギー性結膜炎　174

　5．アレルギー性鼻炎　175

第3節　アレルギー症状のある子どもの保育　**175**

　1．保育所における「食物アレルギー・アナフィラキシー」対応の基本　176

　2．保育所における「アトピー性皮膚炎」対応の基本　179

　3．保育所における「気管支喘息」対応の基本　180

●演習課題　**180**

　コラム⑦　成長途上にある子どものアレルギー　182

第12章　その他の子どもがよくかかる病気………………**184**

第1節　呼吸器の病気　**186**

　1．呼吸器とは　186

　2．子どもと大人の気道の違い　186

　3．呼吸器の病気　187

第2節　消化器の病気　188
1．消化器はどこまで　188
2．消化器の病気　188

第3節　皮膚の病気　189
1．子どもの皮膚の病気　189

第4節　整形外科の病気　190
1．乳児の股関節　190
2．発育性股関節形成不全（先天性股関節脱臼）　190

第5節　耳・鼻の病気　191
1．子どもの耳と鼻　191
2．子どもの耳・鼻の病気　191

第6節　内分泌の病気　193
1．体内で起こる化学反応：代謝　193
2．内分泌の病気　193

●演習課題　194

第13章　子どもの事故と応急手当　196

第1節　子どもの事故と現状　198
1．事故の定義　198
2．死因上位：「不慮の事故」　198
3．子どもの特性と事故との関連　198

第2節　園内で発生する事故の特徴　199
1．園の管理下における事故　199
2．事故予防の考え方　200

第3節　けがと応急手当　201
1．保育所における事故対応への準備　201
2．事故が発生した場合の対応　201

第4節　心肺蘇生法　206
1．重大事故の場面と原因　206
2．第一次救命処置：心肺蘇生法　206

第5節　異物除去　208
1．異物窒息の原因　208
2．第一次救命処置：異物除去法　208

●演習課題　209
　　コラム⑧　けが事故の実態―研修の現場より―　210

第14章　子どもの保健衛生・安全対策……………………………… 212

第1節　法規からみた安全　214
　　1．保育所保育指針　214
　　2．学校保健安全法　216

第2節　保育集団への保健計画　216
　　1．保育所における保健計画作成の意義　216
　　2．保健計画の概要　217
　　3．保健計画―健康診断、災害対策、防犯対策等―　218
　　4．評価と振り返り　218

第3節　保育集団への健康管理と保健指導　218
　　1．集団における健康管理　218
　　2．保健指導（保健だより）　219

第4節　地域における保健活動と児童虐待防止　219
　　1．地域における保健活動　219
　　2．児童虐待と防止対策　220

●演習課題　224

索引　225

第1章
子どもの健康と保健の意義

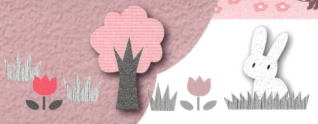

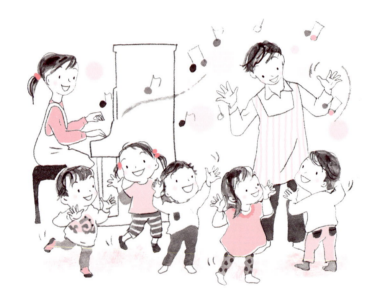

エクササイズ　　自由にイメージしてみてください

　あなたが健康だと思うこと、不健康だと思うことは何でしょうか？　また、今まで生きてきて、何歳頃の「私」はとても健康だったのか、不健康だったのか、思い出してみましょう。

第1章 子どもの健康と保健の意義

この章のまとめ！

学びのロードマップ

- 第1節
  健康とは何か、大人や子どもの健康の定義に触れて、現代社会に求められる健康について考え、学びます。

- 第2節
  保育所保育指針に沿った保育の考え方をもとに、保健活動の重要性を整理し学びます。

- 第3節
  生命の始まり、そして子どもの保健の諸統計から母子保健の諸統計まで広く学びます。

この章の なるほど キーワード

■**健康**…世界保健機関（WHO）は健康を「完全な肉体的、精神的及び社会的福祉の状態であり、単に疾病又は病弱の存在しないことではない」と定義しています。

「病気にならなければ健康」というわけではないのですね。

第1節　健康の概念

1．子どもの健康と保健

（1）健康とは

　皆さんは、世界保健機関（World Health Organization：以下「WHO」）という組織名を聞いたことがあるでしょうか。WHOは、国際連合の専門機関（国際連合機関）の一つであり、人間の健康を基本的人権の一つと捉え、その達成を目的として設立された機関です。WHOでは、「健康」を次のように定義しています。

> **世界保健機関憲章**
> 　健康とは、完全な肉体的、精神的及び社会的福祉の状態であり、単に疾病又は病弱の存在しないことではない。

　非常に広範な目標を掲げている内容であるため、今も世界中で広く使われています。健康の捉え方は、その時代によって変わってきます。江戸時代までは、平均寿命も短く、病気の概念も今とはずいぶん違うものになっていると考えられます。明治以降の近代において、自然科学の発展に伴い、医学だけでなくさまざまな分野における研究が進んできました。飛躍的に発展したそれらの分野における研究により、人間の寿命も延びてきました。

　2024年の世界保健デーのテーマは「私の健康、私の権利」（My health, my right）でした。このテーマは、医療サービス、教育、情報へのアクセス、安全な飲料水、きれいな空気、良質な栄養、質の高い住宅、適正な労働条件

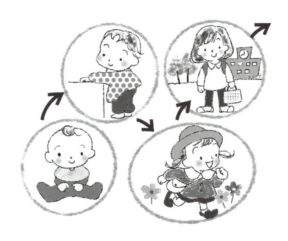

第1章 子どもの健康と保健の意義

や環境条件、差別からの自由など、あらゆる人が、あらゆる場所で享受できる健康の権利擁護に取り組むことを目指しています。

現代人にとって、健康は単なる病気の不在だけでなく、心身の調和、社会的つながり、適切な教育、適切な労働環境、清潔な環境、心の安定など、多面的な要素から成り立っています。健康は、個人の権利であり、社会全体の幸福と繁栄にも密接に関連しています。したがって、私たちは自分自身の健康を大切にし、同時に他人の健康も尊重し、ともに持続可能な社会をつくるために努力するべきです。これらの知識を踏まえ、令和の現代において、健康とはどういうことであるのか、もう一度考えていく必要があります。

（2）子どもの健康とは

WHOでは、さらに子どもの健康について次のようにうたわれています。

> **世界保健機関憲章**
> 児童の健全な発育は、基本的重要性を有し、変化する全般的環境の中で調和して生活する能力は、このような発育に欠くことができないものである。

子どもの健康は、成長期において特に重要です。WHOの健康の定義も踏まえると、生理的健康や心理的健康、社会的健康といった視点で、子どもの健康を捉える必要性は高いといえるでしょう。

「生理的健康」とは簡単にいうと、主に身体的な健康を指します。子どもたちは適切な栄養を摂取し、成長し、免疫力を高めることが必要です。生理的健康には、予防接種や適切な医療ケアも含まれます。

「心理的健康」に関しては、子どもたちは感情的に安定し、ストレスを適切に処理できるようになる必要があります。心の健康は、学業や社会的な関係にも影響を与えるといえます。

「社会的健康」に関しては、子どもたちは家族や仲間とのつながりをつくり、社会的なスキルを身につけることが大切です。適切なコミュニケーションや協力能力を養うことも健康に寄与します。

保育者はこれらの生理的健康や心理的健康、社会的健康という視点から、包括的に子どもたちの健康を考えなければなりません。

子どもたちの健康は、身体的、心理的、社会的な側面から成り立っています。私たちは適切な栄養を提供し、感情的な安定をサポートし、仲間とのつながりを促進することで、子どもたちの健康を守る役割を果たしています。保育者として、私たちは子どもたちが成長する中で、変化の激しい環境に順応できる力を育むことを目指しています。

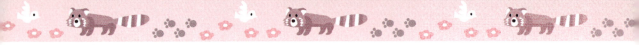

2. 子どもの区分

　人間は、各期で呼び方があります。特に年齢による分け方は分野によりさまざまです。本書は「子どもの保健」の教科書ですので、母子保健の立場での分け方を示していきます。母子保健において、年齢による区分は重要で、表1-1に一般的に用いられる年齢区分を整理します。

　年齢の区分は、例えば発達心理学分野では乳児期をおおむね1.5歳までとしたり、社会学分野では離乳期までとするなど、定義が母子保健の定義とは変わる場合があります。

表1-1　子どもの年齢区分

胎生期	妊娠中の女性が出産までの期間の子どもを指す	胎芽期	妊娠初期にあたる受精後8週未満である時期
		胎児期	妊娠中期／後期にあたる受精後8週から出産まで
新生児期	出生から生後28日までの期間		
乳児期	1歳未満※		
幼児期	1歳から6歳まで		
学童期	6歳から12歳まで		
思春期	12歳から18歳まで		

※：児童福祉法、母子保健法の定義による。なお、医療用医薬品の添付文書では「生後4週以上、1歳未満」と定義されているなど、領域によって定義が異なる場合があるため、注意が必要である。

第2節　子どもの生命保持と情緒の安定にかかわる保健活動の意義と目的

1. 保健活動における意義と目的

　子どもの健康を保障する根底には、生命の保持と情緒の安定が必須となります。安全で安心できる環境におかれて、初めて子どもは健やかに育つからです。保育士は子どもの環境をつくる重要な職務があります。その職務を全うするためには、保育士が安全で安心できる保健の観点を踏まえた視点が必要となります。

　さて、保育所における保育の内容、および保育の運営に関する事項を定めた「保育所保育指針」には、保育とは何かということを基軸とする中で、保育における養護、つまり、子どもの生命の保持と情緒の安定に係る保育士の援助や関わり（保健活動）の意義や目的について言及されています。そのねらいや内容については以下のように示されています。

保育所保育指針

第1章　総則　2　養護に関する基本的事項　（2）養護に関わるねらい及び内容

ア　生命の保持

（ア）ねらい
① 一人一人の子どもが、快適に生活できるようにする。
② 一人一人の子どもが、健康で安全に過ごせるようにする。
③ 一人一人の子どもの生理的欲求が、十分に満たされるようにする。
④ 一人一人の子どもの健康増進が、積極的に図られるようにする。

（イ）内容
① 一人一人の子どもの平常の健康状態や発育及び発達状態を的確に把握し、異常を感じる場合は、速やかに適切に対応する。
② 家庭との連携を密にし、嘱託医等との連携を図りながら、子どもの疾病や事故防止に関する認識を深め、保健的で安全な保育環境の維持及び向上に努める。
③ 清潔で安全な環境を整え、適切な援助や応答的な関わりを通して子どもの生理的欲求を満たしていく。また、家庭と協力しながら、子どもの発達過程等に応じた適切な生活のリズムがつくられていくようにする。
④ 子どもの発達過程等に応じて、適度な運動と休息を取ることができるようにする。また、食事、排泄、衣類の着脱、身の回りを清潔にすることなどについて、子どもが意欲的に生活できるよう適切に援助する。

イ　情緒の安定

（ア）ねらい
① 一人一人の子どもが、安定感をもって過ごせるようにする。
② 一人一人の子どもが、自分の気持ちを安心して表すことができるようにする。
③ 一人一人の子どもが、周囲から主体として受け止められ、主体として育ち、自分を肯定する気持ちが育まれていくようにする。
④ 一人一人の子どもがくつろいで共に過ごし、心身の疲れが癒されるようにする。

（イ）内容
① 一人一人の子どもの置かれている状態や発達過程などを的確に把握し、子どもの欲求を適切に満たしながら、応答的な触れ合いや言葉がけを行う。
② 一人一人の子どもの気持ちを受容し、共感しながら、子どもとの継続的な信頼関係を築いていく。
③ 保育士等との信頼関係を基盤に、一人一人の子どもが主体的に活動し、自発性や探索意欲などを高めるとともに、自分への自信をもつことができるよう成長の過程を見守り、適切に働きかける。
④ 一人一人の子どもの生活のリズム、発達過程、保育時間などに応じて、活動内容のバランスや調和を図りながら、適切な食事や休息が取れるようにする。

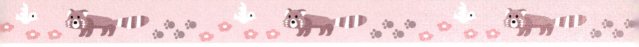

2. 保健活動における倫理

　保育における保健活動の意義や目的を考える際、保育はこうあるべきであるといった倫理に則って実践されるべきです。
　以下では、子どもの健康を守る使命感や子どもの尊重と発達の保障、安全で健康的な保育環境の維持、心と体の健康の密接な関連、信頼関係と連携という視点で保育の倫理についてみていきます。

(1) 子どもの健康を守る使命

　保育者は、子どもたちの最も近くにいる大人として、子どもたちの心と体の健康を保持・増進する使命を担っています。子どもたちが健康で安全に成長し、自己肯定感をもち、豊かな人間関係をつくるために、保健活動は不可欠です。

(2) 個人の尊重と発達の保障

　保健活動は、子どもたちの個々の特性や発達段階を尊重しながら行われるべきです。子どもたちが自分らしく成長できるよう、適切な援助や環境を提供することが求められます。個別のニーズに合わせた保健活動を展開することで、子どもたちの発達を最大限にサポートします。

(3) 安全で健康的な保育環境の維持

　保育所は、子どもたちが長時間過ごす場所であり、安全で健康的な環境を提供することが求められます。感染症対策や事故防止、食事管理、運動と休息のバランスなど、保健的な対応を通じて子どもたちの健康を守ります。

(4) 心と体の健康の密接な関連

　子どもたちの心と体は密接に結びついています。情緒の安定は心の健康に直結し、体調不良が心の不調に影響を与えることもあります。保健活動は、心身の健康をトータルでサポートする視点から行われるべきです。

(5) 信頼関係と連携

　保健活動は、家庭との連携を密にし、信頼関係を築きながら行われるべきです。かかりつけ医や嘱託医との連携も重要であり、子どもたちの健康を守るために協力体制を構築します。
　これらから、保健活動は子どもたちが健康的に成長し、心地よく過ごせる環境を提供するための重要な役割があることが分かるかと思います。保育者

第1章 子どもの健康と保健の意義

としての倫理的責任と子どもたちの健康を守る使命を強調し、保健活動の意義を理解していきましょう。保健活動を通じて、子どもたちの未来を支えることができることを理解し、実践していくことが大切です。

第3節 生命の成り立ちと母子保健の諸統計

1. 生命の成り立ち

（1）生命の誕生と成長

　生命の誕生は、卵子と精子の受精から始まります。受精卵は分割しながら卵管を移動、受精後約1週間で子宮壁に着床します。その後、人として発育していきます（図1－1）。

　胎児の成長は、受精卵から胚芽、そして胎児へと進化する過程で、驚くべき変化が繰り広げられます。胎児は、妊娠4か月は手足を動かすなど運動機能の発達がみられます。7か月には光を感じ、目をつぶる様子がみられます。8か月頃には聴覚が発達し、母親の心音や外界の音も聞いています。

（2）生命の始まり時期に注意するべきこと（保育者として必要な知識）

　受精卵が子宮に着床すると胎盤がつくられます。胎盤は母親から胎児へ必要な栄養や酸素を運び、胎児から老廃物や二酸化炭素を受け取るなど、命を存続するために大変重要な役割を果たしています。胎盤は妊娠4か月頃に完成します。胎盤ができる前は、母親の血液中の物質がそのまま胎児に移行するので、妊娠4か月までは服薬した薬が直接胎児に運ばれることになります。

図1－1　胎児の成長の過程

出典：田島聖士「歯と口腔外科の役立つお話」ウェブサイト内「妊婦と歯科について【歯科医療従事者向け】」
https://www.dental-oral-surgery.com/pregnant-woman/

妊娠初期は服薬に関して慎重になる必要性は高いです。また、アルコールやニコチンは分子量が小さく、胎盤の形成に関係なく母から子へ移行してしまうため、避けるべき物質です。

　多くの場合、人が妊娠2〜3か月頃に妊娠であると診断されます。この時期にほとんどの臓器が形成されます。したがって、この時期に母体が薬、放射線、ウイルス、アルコール、ニコチンなどの影響を受けると、胎児にも影響を及ぼし、奇形が生じる可能性が高まります。保育者はこのようなリスクを理解し、保護者等に助言することが求められます。

2. 母子保健の諸統計

　人口を統計的に表すと、集団や社会や健康の概念等さまざまなものがみえてきます。ここでは、人口静態統計、人口動態統計（出生率、合計特殊出生率、乳児死亡率及び死因、不慮の事故による死亡）等を理解して、子どもの現状や実態を把握していきましょう。

（1）人口動態統計

　総務省統計局の調査[*1]によれば、2023（令和5）年10月1日現在のわが国の総人口は1億2,435.2万人（推計）でした（図1-2）。

　人口の年齢構造を図に表すと、各年代の社会情勢の影響を受けた出生と死亡の変動が明らかとなります。戦後の1947（昭和22）〜1949（同24）年生まれの第1次ベビーブーム期と1971（同46）〜1974（同49）年生まれの第2次ベビーブーム期の2つの膨らみがあり、その後は出生数の減少でピラミッドのすそは、年々せまくなっています。これらから、近年少子化が進んでいることが理解できます。なお、厚生労働省の調査[*2]によれば、平均寿命は2023（令和5）年時点で男性：81歳、女性：87歳となっています。

（2）出生数・合計特殊出生率

　15〜49歳までの年齢別出生率を合計し、一人の女性が一生の間に産む子どもの数を示した数値を合計特殊出生率といいます。2023（令和5）年は1.20であり、1年間の出生数とともに年々減少しています。図1-3を見ると、わが国の少子化が進んでいることがよくわかるでしょう。

（3）死亡数と死亡率及び死因

　死亡数・死亡率ともに、1990年代まで横ばい傾向ですが、その後増加しています（図1-4）。死因別に見た死亡率の年次推移を見ると、悪性新生

*1
総務省統計局「人口推計」（2023年（令和5年）10月推計値）。

*2
厚生労働省「令和5年簡易生命表の概況」2024年。

第1章 子どもの健康と保健の意義

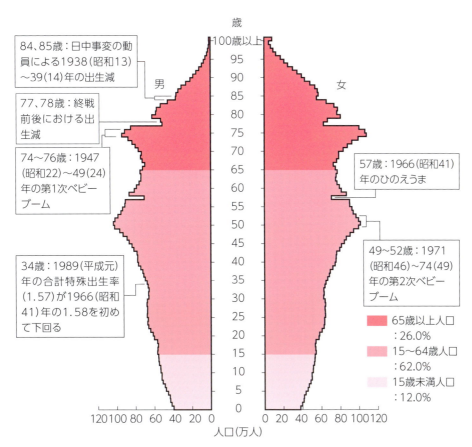

図1-2 わが国の人口ピラミッド

出典：総務省統計局「人口推計（2023年10月1日現在）」より作成

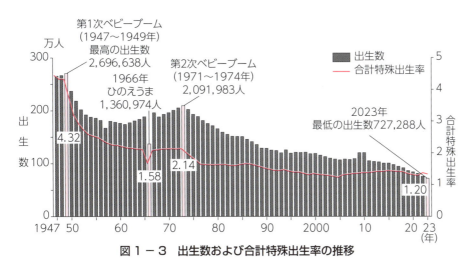

図1-3 出生数および合計特殊出生率の推移

出典：厚生労働省「人口動態統計」より作成

物（がん）が1位となり、次いで心臓の病気、老衰、脳の血管の病気、肺炎、不慮の事故、自殺となっています（図1-5）。悪性新生物や心臓の病気は以前と順位は変わりませんが、近年になって老衰が増えてきています。医療の進歩が要因となっている可能性は否定できないでしょう。

（4）乳児死亡の主な死因

乳児死亡の主な死因をみると、先天的な理由や周産期の問題が多くを占めます（図1-6）。不慮の事故や乳幼児突然死症候群に関しては、保育する

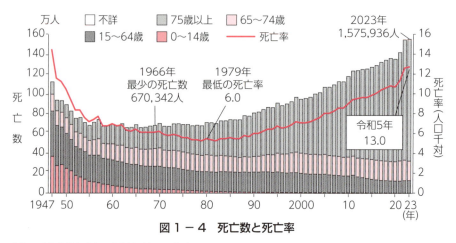

図1-4　死亡数と死亡率

出典：厚生労働省「人口動態統計」より作成

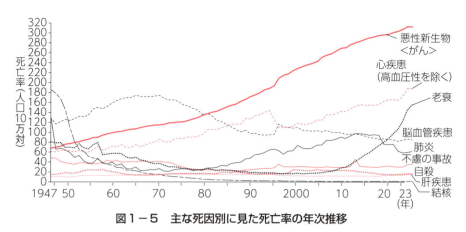

図1-5　主な死因別に見た死亡率の年次推移

注1：平成6年までの「心疾患（高血圧性を除く）」は、「心疾患」である。
　2：平成6・7年の「心疾患（高血圧性を除く）」の低下は、死亡診断書（死体検案書）（平成7年1月施行）において「死亡の原因欄には、疾患の終末期の状態としての心不全、呼吸不全等は書かないでください」という注意書きの施行前からの周知の影響によるものと考えられる。
　3：平成7年の「脳血管疾患」の上昇の主な要因は、ICD-10（平成7年1月適用）による原死因選択ルールの明確化によるものと考えられる。
　4：平成29年の「肺炎」の低下の主な要因は、ICD-10（2013年版）（平29年1月適用）による原死因選択ルールの明確化によるものと考えられる。
出典：厚生労働省「令和4年（2022）人口動態統計月報年計（概数）の概況」2023年

際注意したら防止できる可能性が高いものもあります。したがって、次の不慮の事故に関しては、どのような内容であるか理解していきましょう。

(5) 不慮の事故による死亡

　子どもの不慮の事故死は、死因の中で上位を占めています。また、小さな子どもの方が、より事故の割合が多くを占めています（表1-2）。

　不慮の事故の内容をみると、窒息は0歳児で多く発生しています。ベッド内での窒息も多く、また食べ物や玩具など誤って飲み込むことで、喉が詰まって死亡に至るケースも多く発生しています。交通事故は2歳以上で高い順位で推移しています（表1-3）。歩くようになると、目を離した隙に事故が起こることも予測し、駐車場や道路では抱き上げたり、手を引いたりなど、

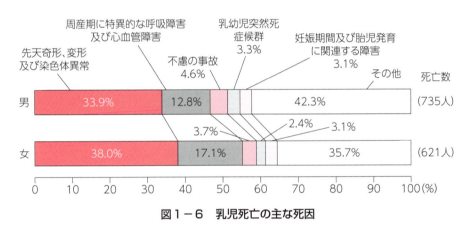

図1-6　乳児死亡の主な死因

出典：厚生労働省「人口動態統計」より作成

表1-2　子どもの死因順位（2022（令和4）年）

人口10万対

年齢	第1位		第2位		第3位		第4位		第5位	
	死因	%（人数）	死因	%（人数）	死因	%（人数）	死因	%（人数）	死因	%（人数）
0歳 (821人)	先天奇形等[1]	58.8 (485)	呼吸障害等[2]	24.3 (200)	不慮の事故	6.9 (57)	妊娠期間に関する障害[3]	5.1 (42)	乳幼児突然死症候群[4]	4.8 (39)
1～4歳 (257人)	先天奇形等[1]	44 (113)	不慮の事故	22.6 (58)	悪性新生物[5]	17.9 (46)	心疾患	9.3 (24)	肺炎	6.2 (16)
5～9歳 (172人)	悪性新生物[5]	51.7 (89)	先天奇形等[1]	16.9 (29)	不慮の事故	16.3 (28)	その他の新生物（腫瘍）	8.1 (14)	心疾患	7 (12)
10～14歳 (280人)	自殺	42.5 (119)	悪性新生物[5]	30 (84)	不慮の事故	12.1 (34)	先天奇形等[1]	8.6 (24)	心疾患	6.8 (19)

注：1）先天奇形、変形および染色体異常、2）周産期に特異的な呼吸障害および心血管障害、3）胎児および新生児の出血性障害および血液障害、4）乳幼児突然死症候群、5）悪性新生物＜腫瘍＞。
出典：厚生労働省「令和4年（2022）人口動態調査（確定数）」2023年より作成

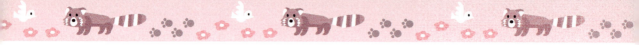

移動を心がける必要があります。溺水に関しては、０〜１歳児では、浴槽での死亡が多く、より活動的になる５歳以上は川や海などの自然水域での溺水事故が多発しています。転倒・転落も多く、ベランダや階段の踊り場などからの転落事故が多いので注意が必要です。

表１−３　年齢別の不慮の事故詳細死因順位（2017（平成29）〜2021（令和3）年）

	1位	2位	3位	4位	5位	5位	5位
0歳	窒息（ベッド内）34%	窒息（胃内容物の誤嚥）22%	窒息（詳細不明）7%	交通事故 7%	溺水（浴槽）7%	窒息（その他の異物の誤嚥）7%	
1歳	交通事故 22%	溺水（浴槽）20%	窒息（胃内容物の誤嚥）11%	窒息（食物の誤嚥）9%	窒息（ベッド内）7%		
2歳	交通事故 47%	窒息（食物の誤嚥）12%	溺水（浴槽）10%	窒息（胃内容物の誤嚥）9%	転落（建物・構造物）5%	溺水（浴槽）5%	
3歳	交通事故 38%	溺水（自然水域）10%	煙・火災等 6%	自然災害 6%	転落（建物・構造物）6%	窒息（食物の誤嚥）6%	窒息（その他の異物の誤嚥）6%
4歳	交通事故 40%	転落（建物・構造物）15%	窒息（食物の誤嚥）8%	煙・火災等 6%	溺水（浴槽）6%		
5〜9歳	交通事故 44%	溺水（自然水域）16%	煙・火災等 6%	溺水（その他）6%	溺水（浴槽）6%		
10〜14歳	交通事故 32%	溺水（浴槽）15%	溺水（自然水域）14%	転落（建物・構造物）9%	その他 7%		

注：％は年齢別の不慮の事故死亡件数に対する割合。％が同じ場合、同率順位の場合あり。
出典：消費者庁消費者安全課「子どもの不慮の事故の発生傾向〜厚生労働省「人口動態調査」より〜」2023年
https://www.cfa.go.jp/assets/contents/node/basic_page/field_ref_resources/27467e16-c442-413b-9cf2-07f6edb24e26/38926ebb/councilschild-safety-actions-review-meetings2023_03.pdf
actions-review-meetings2023_03.pdf

第 1 章 子どもの健康と保健の意義

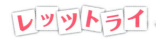 　　　　　　　　　　　　　演習課題

Q 「健康」や「保健」について理解を深めましょう。

ホップ
「公益社団法人 日本WHO協会」のウェブサイトにアクセスしてみましょう。そのサイトの記事を読みながら、子どもの健康についてどう考えていけばよいのか、グループで話をしてみましょう。さらに、保育者として子どもたちの健康を守っていくための具体的活動にまで発展させて考えてみましょう。

ステップ
教育・保育施設等における事故防止及び事故発生時の対応のためのガイドラインを調べてみましょう。

ジャンプ
子どもの健康を守るための環境づくりと安全の確認方法について話し合ってみましょう。睡眠中の窒息が起きないように、どんなことに注意したらよいでしょうか。プール活動や水遊びの中での溺水を防止するにはどうしたらよいでしょうか。みんなで意見を出し合ってみましょう。

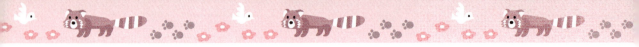

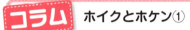 ホイクとホケン①

保育士のための倫理

　保育士には「倫理綱領」というものがあるのをご存じでしょうか。2003（平成15）年に全国保育士会が策定した「全国保育士会倫理綱領」（以下「倫理綱領」）は、保育士の基本的な考え方、意識向上のための行動規範が示されています。この倫理綱領には、保育士が、何をよい保育と思い、考え行動していくのが望まれているのか、柱となる考え方が集約されています。ぜひ、このことを踏まえて、子どもの保健の学習を進めてほしいと思います。

　倫理綱領の前文には、次のように、保育士としての基本的な姿勢が表現されています。

> **全国保育士会倫理綱領**
> 私たちは、子どもの育ちを支えます。
> 私たちは、保護者の子育てを支えます。
> 私たちは、子どもと子育てにやさしい社会をつくります。

　また、厚生労働省が公表している「保育所保育指針解説」の中で、「全国保育士会倫理綱領」の内容について以下のように触れられています。

> **保育所保育指針解説**
>
> **保育所職員に求められる専門性**
> 　保育士に求められる子ども観やそれを踏まえた保育の基本姿勢及び保育士としての使命と役割を掲げた上で、子どもの最善の利益の尊重、プライバシーの保護、子どもの立場に立って言葉にできない思いやニーズを的確に代弁することなど、保育士の職務における行動の指針が示されている。

　具体的な倫理綱領の柱となる考え方は、下記の8条にまとめられています。

> **全国保育士会倫理綱領**
> 1．子どもの最善の利益の尊重　　5．チームワークと自己評価
> 2．子どもの発達保障　　　　　　6．利用者の代弁
> 3．保護者との協力　　　　　　　7．地域の子育て支援
> 4．プライバシーの保護　　　　　8．専門職としての責務

　厚生労働省による「保育所保育指針」に記されている保育士の専門性を踏まえつつ、社会福祉の専門職としての強い自覚と責任感をもち、知識・技術の習得に努めることが大切です。「子どもの保健」では、その知識と技術の習得に根拠を示せる科学的データを多く学びます。大いに学んで、保育者として倫理的な実践力を高めてほしいと思います。

第 1 章 子どもの健康と保健の意義

第2章
子どもの身体的発育・発達と保健

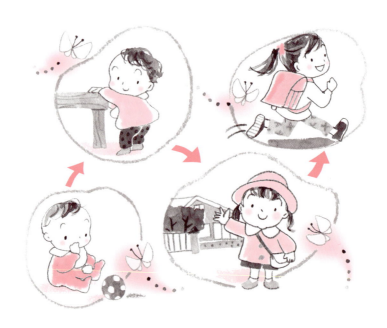

エクササイズ　　自由にイメージしてみてください

子どもの身体の発育に影響を与える要因について考えてみましょう。
また身体測定する目的について考えてみましょう。

第2章 子どもの身体的発育・発達と保健

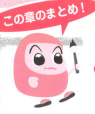

学びのロードマップ

この章のまとめ！

- 第1節
  子どもは、母親のおなかの中で育ち生まれてきます。生まれる前、そして生まれてからの子どもの身体の発育について学びます。

- 第2節
  子どもの身体の発育の測定方法を学びます。

- 第3節
  子どもの発育状況の評価方法を学びます。そして評価にあたって、発育に関連する要因について考えます。

この章の なるほど キーワード

■**パーセンタイル値**…パーセンタイル値とは、データを小さい順に並べた時、小さい方から数えて全体の何パーセントにいるかということを表す値です。例えば45パーセンタイル値であれば、下から数えて45%に位置する値を指します。

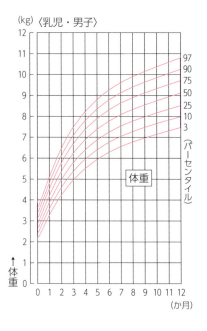

乳幼児身体発育曲線において、「体重が10パーセンタイル値の子ども」は、子どもが100人いた場合、その100人のうち体重が軽い方から数えて10番目の子どもであることを意味します。

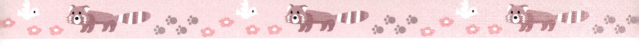

第1節　子どもの発育発達の諸原則

　子どもの発育発達は、個人差がありますが、一定の原則があります。また子どもの発育発達は生まれてからの状況だけでなく、胎内（母親のおなかの中）でもさまざまな影響を受けています。子どもの発育発達を理解するためには胎内の発育発達についても理解を深めることが重要なのです。

1. 胎内の発育

（1）妊娠の成立－排卵・射精－受精－着床－

　女性の卵巣で卵子が、男性の精巣で精子がつくられます。卵巣からは、25～35日周期に1回1個程度排卵が起こります。一方精子は1度に2～3億個射精されます。膣内で射精された精子は子宮腔内、卵管へ侵入し、卵子と結合し受精します。その後、受精卵は細胞分裂を繰り返し、約1週間程度で子宮腔内に着床、妊娠が成立します（図2－1）。

　胎児はその後も細胞分裂を繰り返し、約40週で生まれます。胎児期の初期である胎芽期の胎児は母体の感染症、薬剤、放射線などの影響を受けやすいとされています（表2－1）。

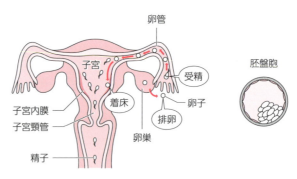

図2－1　妊娠の成立

出典：内閣府政府広報オンライン「不妊治療、社会全体で理解を深めましょう」
https://www.gov-online.go.jp/useful/article/202309/2.html

表2－1　胎児に影響のある要因

要因	内容	症状
薬剤	麻薬、抗菌剤、抗ウイルス剤、風疹ワクチン	器官形成異常
感染症	風疹ウイルス、サイトメガロウイルス、トキソプラズマ、梅毒トレポネーマ	精神運動発達遅滞、脳性麻痺、てんかん、自閉症
放射線	一度に100ミリシーベルト以上	器官形成異常、精神発達遅延
環境物質	ダイオキシン、カドミウム、メチル水銀	器官形成異常

（2）染色体と染色体異常

生物にはその種によって決まった数の染色体が存在しています。染色体の中には遺伝子情報、すなわち生き物の設計図が組み込まれていて、ヒトの染色体は 46 本あります。1番から 22 番目の染色体は常染色体といい、各2本ずつ存在し、残りの2本は性染色体といい性別を決めるものです。精子と卵子にはそれぞれ 23 本の染色体が存在しており、受精することにより 46 本になります（図２－２）。

何らかの影響で、卵子または精子の染色体が正しく引き継がれず、染色体の数が3本になったり、または部分的に異常が起こることがあります。これを染色体異常といいます。21 番目の染色体が3本あるものは 21 トリソミーといい、一般的にダウン症といわれています。そのほかにも 13 番目、18 番目のトリソミー、染色体の数は正常でも部分的に欠損しているというものもあります。染色体異常があると発育発達に障害が起こることがあります[*1]。

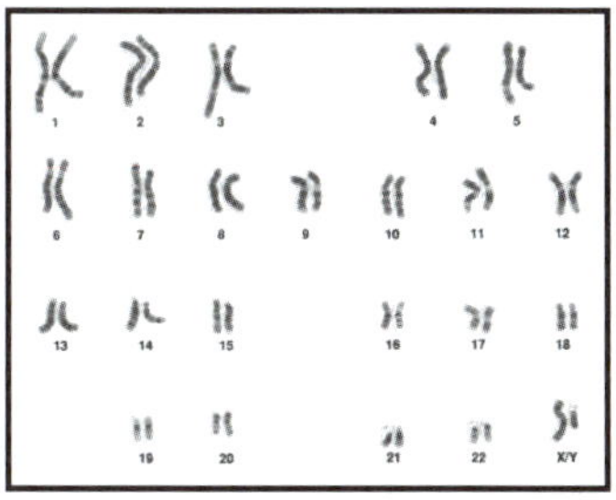

1	2	3		4	5	
6	7	8	9	10	11	12
13	14	15		16	17	18
	19	20		21	22	X/Y

図２－２　ヒトの染色体

出典：National Human Genome Research Institute

（3）妊娠週数

最終月経の1日目を妊娠0日として数え、分娩予定日は 40 週0日となります。妊娠 21 週6日までは流産、妊娠 22 週以降 36 週6日までは早産、37 週0日以降 41 週6日は正期産、42 週以降は過期産といいます[*1]。

早産で生まれた子どもは、体が小さいだけでなく、呼吸機能やそのほかの機能の発達が未熟であることが多いです。

＊1
第1章：図1－1（p.23）参照。

2. 出生後の子どもの発育

（1）体重

新生児の生まれた時の体重は、約 3,000 g です。生後すぐに体重が減り始め2～4日目にピークとなり、その後体重は増加していきます。これは、出生直母乳やミルクを飲む量に比べ、後排便・排尿の量が多いために起こります。

これを生理的体重減少といいます。普通は体重の5〜10％減少します。10％以上減少する場合には治療が必要となる場合もあります。

その後体重は増加し、生後3か月後には出生時の2倍の6kg、生後1年で3倍の9kgとなります。幼児期には体重増加はやや緩やかになり、4歳で15kgとなります（p.41：図2−9参照）。

（2）身長

新生児の生まれた時の身長は、約50cmです。1年で1.5倍の75cm、4年で2倍の100cmになります（p.41：図2−9参照）。

（3）頭囲・胸囲

新生児の生まれた時の頭囲は約32〜33cmで、胸囲は、31.5〜32.5cmくらいです（p.42:図2−10参照）。出生時は、胸囲よりも頭囲の方が大きく、1歳頃になると頭囲と胸囲は同じくらいになり、2歳頃になると頭囲の方が胸囲よりも小さくなります。頭囲は脳の発達や、脳の疾患などに関連しているため、注意深く観察する必要があります。

（4）大泉門

新生児の頭部の骨は成人と異なり、癒合していません（図2−3参照）。各骨は分かれているため頭部の骨と骨の間に隙間があります。頭の前方には、大泉門という4つの骨の隙間がひし形にあいている部分があります。また後方には小泉門という3つの骨の隙間が三角形にあいている部分があります。小泉門は生後2〜3か月くらい、大泉門は1歳6か月〜2歳くらいに閉鎖します。なお、水頭症などでは大泉門が膨隆し、脱水などでは陥没します。

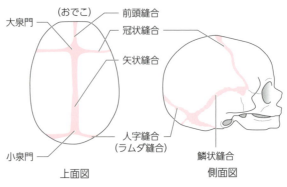

図2−3　新生児の頭蓋骨

第2章 子どもの身体的発育・発達と保健

3. スキャモンの発育曲線

スキャモン（Richard Everingham Scammon）は、アメリカの医学者で、ヒトの体がどのように発育していくのかを提唱しました。一般型、神経型、リンパ型、生殖型の4つに区分し、出生時が0％で成人20歳を100％としてグラフで表しています（図2－4参照）。

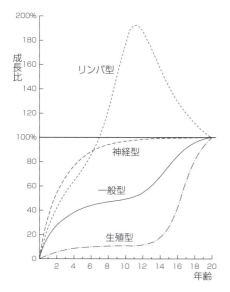

【4つの型】	
一般型	身長、体重など頭囲を除いた身体計測値、筋肉、骨、血液、心臓、消化器、呼吸器、腎臓などの発育の様子。「生後から乳幼児期」と「思春期」の2回のスパート（急進期）があります。
神経型	脳、脊髄、視覚、頭囲などの発育の様子。乳幼児期に大人の約8〜9割まで進みます。
生殖型	卵巣、子宮、睾丸などの発育の様子。思春期まではほとんど進まず、思春期以降に急速に進みます。
リンパ型	リンパ節、扁桃などの発育の様子。一時的に大人よりも大きくなります。

図2－4　スキャモンの発育曲線（Scammon,R.E. 1930）

4. 体の比率

身長と頭部の比率は、新生児は4頭身、2歳で5頭身、6歳で6頭身、12歳で7頭身、成人で8頭身になります（図2－5参照）。

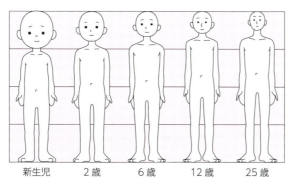

図2－5　年齢別頭と身体の比率

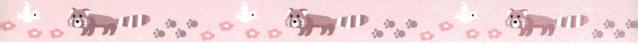

第2節　身体測定の方法

1. 体重の測定方法

　立位をとれる（一人で立つことができる）子どもの場合は、体重計の上に立たせ測定します。立位をとれない乳児の場合は、乳児用の体重計を使用します。体重計の上皿にバスタオルを敷き、乳児を寝かせた状態で体重を測定します。座れる子どもの場合は、上皿に座らせて測定します。体重測定の前にバスタオルの重さを差し引いておきます。乳児用の体重計がない場合は、大人用の体重計を用い、大人が乳児を抱き体重を測定し、その後大人の体重を差し引きます。

　体重測定を行う時は、裸またはおむつだけにします。おむつをしたまま測定した時は、測定値からおむつの重さを差し引きます。測定はできるだけ同じ時間帯で測定することが望ましいです。寝かせた状態（臥位）、または座った状態で体重を測定する場合は転落などに注意します（図2－6参照）。

2. 身長の測定方法

　立位をとれる子どもの場合は、立位で足を30度くらいに開き、かかと、臀部、胸背部が尺柱に接するようにします。眼窩点と耳珠点が水平になるようにあごを引かせ、1mm単位まで目盛りを読みます。

　立位をとれない子どもの場合は、乳児用の身長計を使用します。身長計にバスタオルなどを敷き、乳児をあおむけで寝かせた状態（仰臥位）で眼窩点と耳珠点が垂直になるようにして身長を測定します。身長計の固定版に頭を固定し、膝を軽く伸ばし移動版を足底に垂直に当て1mm単位まで目盛りを読みます（図2－7参照）。

3. 頭囲の測定方法

　メジャーを使用し、後頭結節（頭の出っ張った所）と眉の直上を通る周囲を測定します。測定の際に、額の最も突出している部分と間違わないよう注意し、1mm単位まで測定します（図2－8参照）。

第2章 子どもの身体的発育・発達と保健

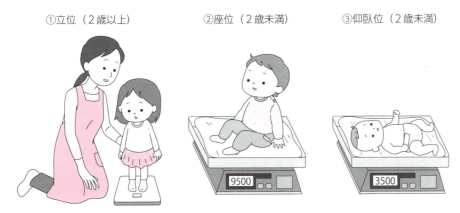

図2-6 乳幼児の体重測定の方法

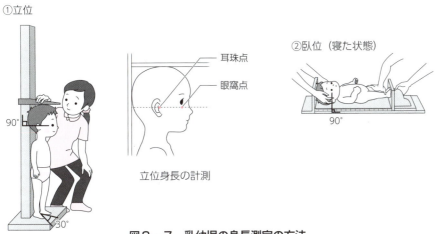

図2-7 乳幼児の身長測定の方法

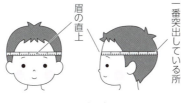

図2-8 乳幼児の頭囲測定の方法

4. 胸囲の測定方法

　メジャーを使用し、立位をとれない子どもは寝かせた状態で、立位をとれる子どもは立って測定します。メジャーは左右の乳頭を通り、背中側は水平になるようにし、1mm単位まで測定します。

第3節　身体発育の評価

子どもの身体の測定を行ったら、評価を行うことが重要です。また経時的に観察することで、子どもの状態を把握でき、疾病や虐待の早期発見につなげることが可能となります。

1. 体重の評価

測定した体重が正常であるか、必ず評価を行います。線評価の方法として乳幼児発育曲線を使用します。測定値が3〜97パーセンタイルの間であれば特に問題ありませんが、経時的に観察する必要性があります（図2−9）。

特に乳児期では、哺乳量や離乳食などの影響で異常が起こる可能性があります。体重が減少する疾患として糖尿病や、むくみのため体重が増加する疾患としてネフローゼ症候群などがあるため、経時的に体重を観察します。また虐待で体重が増加しない、または減少する可能性もあるので、注意深く観察を行います。

最近では、子どもの肥満も問題となっていますので、体重の増加が著しい子どもへの指導も必要になることがあります。

評価の基準値として、わが国ではほぼ10年ごとに実施されている乳幼児身体発育調査による発育値、およびそれを図示した身体発育曲線が用いられています[*1]（図2−9、2−10）。乳幼児身体発育曲線はパーセンタイル値で示されることが多く、母子健康手帳にも掲載されています。パーセンタイル値とは、測定値の全体を100%とした場合、小さい方から数えて全体の何パーセントの位置にあたるかということを表す値です。

2. 身長の評価

身長も体重と同様に、発育曲線を使用し評価を行います。体重と同じく3〜97パーセンタイルの間であれば、特に問題はありませんが、経時的に観察を行う必要があります（図2−9）。

特に3パーセンタイル以下の子どもは、成長ホルモンの分泌不全による疾患や、性染色体の異常、軟骨の異常などが起こっている可能性があります。その場合は、成長ホルモンの治療が必要となることもありますので、測定値の評価を行い、嘱託医と相談し医療機関につなげることも考慮します。

[*1] 直近では「令和5年乳幼児身体発育調査」の結果が公表されています。なお、本調査から、頭囲については3歳未満の乳幼児の計測値（図2−10参照）、胸囲については出生時のみの計測値（令和5年男子平均値：32.0cm、同女子平均値：31.7cm）を調査対象としています。

第 2 章 子どもの身体的発育・発達と保健

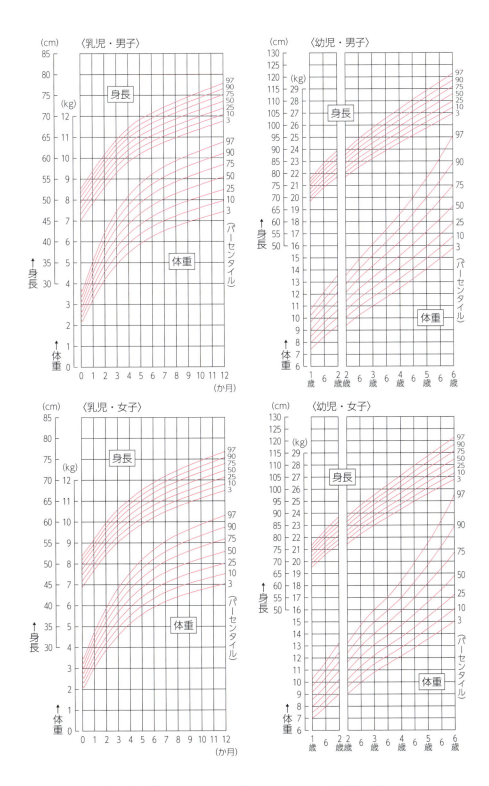

図2−9　乳幼児身体発育曲線（身長・体重）（令和5年調査）

注：1歳代の身長は仰臥位身長を、2歳以降は立位身長を示す。身長と体重についてそれぞれ7本の線は、
　　下から3、10、25、50、75、90および97の各パーセンタイルを示す。
出典：こども家庭庁「令和5年乳幼児身体発育調査の概要」2024年より作成

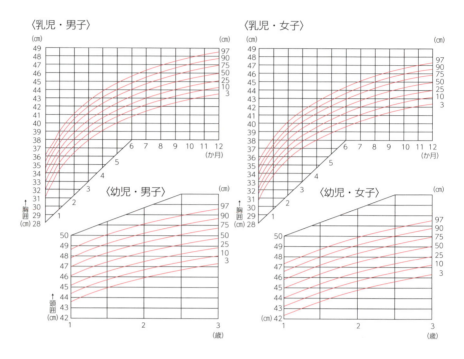

図2−10 乳幼児身体発育曲線（頭囲）（令和5年調査）
出典：こども家庭庁「令和5年乳幼児身体発育調査の概要」2024年より作成

3. 体重と身長のバランスの評価

　体重と身長は成長曲線で評価していきますが、体重と身長のバランスを評価することも重要です。体重と身長のバランスを評価する方法として、カウプ指数やローレル指数があります。

　カウプ指数は、乳幼児の評価で使用し、年齢ごとに指数の評価が異なるので、同じ数値でも年齢によって「やせすぎ」「太りすぎ」などと評価が異なります。

カウプ指数の計算式

体重（kg）÷ 身長（cm）^{2} × 10

　乳幼児の場合はカウプ指数を用いますが、5歳から15歳くらいの子どもの評価には、ローレル指数を用います。

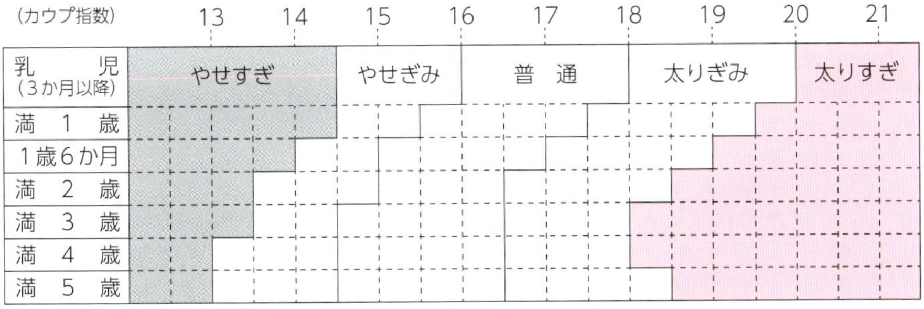

第2章 子どもの身体的発育・発達と保健

(カウプ指数)	13	14	15	16	17	18	19	20	21
乳児（3か月以降）	やせすぎ		やせぎみ		普通		太りぎみ		太りすぎ
満1歳									
1歳6か月									
満2歳									
満3歳									
満4歳									
満5歳									

図2-11　カウプ指数による発育状況の目安

出典：巷野吾郎編『子どもの保健［第7版追補］』診断と治療社　2018年　p.31を一部改変

ローレル指数の計算式

体重（kg）÷身長（m）^{3} × 10　　　または

体重（kg）÷身長（cm）^{3} × 10^7

ローレル指数の評価

99以下　　　やせ
100〜114　　やせ気味
115〜144　　正常
145〜159　　肥満ぎみ
160以上　　　肥満

☞ **注目ワード**　**子どもの貧困**

　最近では子どもの貧困が問題となっています。家庭で十分に食事をとれない子どももいるため、発育測定、発育評価を行うことは、子どもの栄養状態を把握するためにも重要です。

エピソード（1）　身長が低い？

　4月生まれのみおりちゃん、生まれた時は身長49cm、体重2,980gでした。生後3か月で首がすわり、1歳で歩けるようになりました。保育所に入園したのは2歳の時です。入園した時から身長がクラスで一番低くて、お母さんはそのことを気にしています。

　同じクラスのあかねちゃんも身長が低いのですが、あかねちゃんのお母さんは、「自分も夫も身長が低いの。遺伝だから仕方ないわね」と気にしていません。

　いろいろな思いの保護者がいますね。

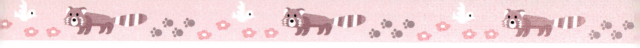

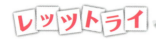 ・・・・・・・・・・・・・・・・・・・・・・・・・・・ 演習課題

Q 子どもの身長と体重を測定してみよう。

ホップ 実際に人形を使って、身長、体重、頭囲を測定してみましょう。

ステップ 測定した値の評価を行ってみましょう。

ジャンプ 測定値が正常でない場合、保育士として保護者にどのように支援を行ったらよいのか話し合ってみましょう。

【参考文献】
こども家庭庁「令和5年乳幼児身体発育調査の概要について」
　https://www.cfa.go.jp/assets/contents/node/basic_page/field_ref_resources/b32105e4-fa26-42eb-97d0-2e5cbaef703a/b5006a50/20230401_policies_boshihoken_r5-nyuuyoujityousa_01.pdf
厚生労働省「乳幼児身体発育調査」
　https://www.mhlw.go.jp/toukei/list/73-22a.html#mokuteki
トーチの会ホームページ
　https://toxo-cmv.org/
日本産婦人科医会ウェブサイト「妊婦の薬物服用」
　https://www.jaog.or.jp/sep2012/JAPANESE/jigyo/SENTEN/kouhou/kusuri.htm
環境省ウェブサイト「放射線による県境影響等に関するポータルサイト：胎児への影響・遺伝性影響」
　https://www.env.go.jp/chemi/rhm/portal/digest/nextgeneration/index.html
渡辺博『子どもの保健』中山書店　2016年

第 2 章 子どもの身体的発育・発達と保健

 ホイクとホケン②

トーチ症候群－サイトメガロウイルスについて－

　トーチ（TORCH）症候群とは、経胎盤感染によって胎児に重篤な臓器・神経・感覚器障害をきたす病原体の頭文字をとって名づけたもので、T は Toxoplasma gondii（トキソプラズマ原虫）、O は others（その他）ということで梅毒トレポネーマ（Treponema pallidum）などを含み、R は Rubella virus（風疹ウイルス）、C は Cytomegalovirus（サイトメガロウイルス［CMV］）、そして H は Herpes simplex virus（単純ヘルペスウイルス［HSV］）を示します。

　妊娠中に母親がこれらに感染することにより胎児にさまざまな症状が出ます。風疹ウイルスのワクチンはありますが、サイトメガロウイルスのワクチンは開発されていません。またサイトメガロウイルス感染症は症状がなく感染したことに気づかないことも多いです。

　サイトメガロウイルスに感染するのは多くは幼児期であるといわれており、幼児が感染した後何の症状もなくても、子どもの尿や唾液からは 2 〜 3 年にわたってウイルスが検出されます。子どもの尿や唾液の中のウイルスにより妊娠中の母親が感染すると、胎児は難聴や脳障害などの症状が出ることがあるのです。

第3章
子どもの生理機能の発達

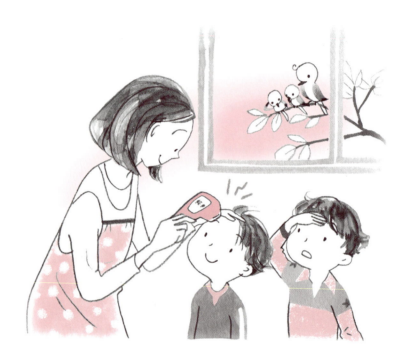

エクササイズ　　自由にイメージしてみてください

　毎日の生活で、朝起床して就寝するまでに"これは生きている証だ"と感じることには、どのようなことがありますか。

第3章 子どもの生理機能の発達

この章のまとめ！ 学びのロードマップ

- 第1節
  子どもの生理機能の発達をみていきます。生体が内部環境を一定に保とうとするホメオスタシス（恒常性：homeostasis）の仕組みについても学びます。

- 第2節
  子どもの成長過程におけるバイタルサインについて学びます。

- 第3節
  子どもの生活場面の機能（食事、睡眠・休息、排泄）の発達について解説します。

この章の なるほど キーワード

■**バイタルサイン**…バイタルサインとは、「生命徴候」を意味します。具体的には、呼吸、脈拍、体温、血圧、意識レベルをいいます。バイタルサインは、子どもの健康状態を客観的に把握して、異常の早期発見や早期対処につなげる大事な観察項目です。子どもの成長過程に応じて、測定値も変化します。

バイタルサイン（vital signs）を意味する「生命徴候」は、「生命兆候」と書く場合もありますが、本書では「生命徴候」に統一して学びます。

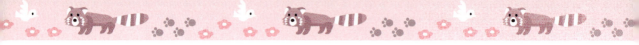

第1節　子どもの生理機能

1. 呼吸

　呼吸器は気道と肺胞からなり、気道は上気道（鼻腔、喉頭、咽頭）、下気道（気管、気管支）、肺からなります（図3－1）。肺は右肺、左肺と2つに分かれています。肺の中にある肺胞では、吸った空気から酸素を供給し、二酸化炭素を排出するという「ガス交換」を行っています。

　胎児期は、母体から供給される酸素や栄養を胎盤・臍帯を通して供給されていましたが、出生後に肺での呼吸（第一呼吸）が開始されます。

　乳幼児期は主に腹式呼吸で3～4歳頃に胸式呼吸へ移行しますが、新生児期から乳児期前半は口呼吸ができないため、鼻腔の狭窄や閉鎖などで容易に呼吸困難になりますので注意しましょう[1]。

　新生児や乳児は、大人に比べ肺胞数が少なく、ガス交換のための肺胞の表面積も小さいため、1回の換気量が少なく、呼吸数を多くすることで、十分な換気量を補っています。年齢の増加に伴い、1回の肺換気量が増え、呼吸数は次第に減少していきます。学童期以降は肺胞が大きくなり、胸郭・呼吸筋も発達し、呼吸数はさらに減少し、大人の呼吸に近づいていきます[*1]。

*1 呼吸器の病気については第11章（p.186）を参照してください。

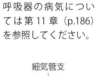
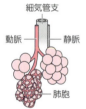

気管支は細かく分かれてその先に肺胞（はいほう）という小さい袋がぶどうの房のようについています。
肺胞で、吸いこんだ酸素と体内の二酸化炭素のガス交換をします。

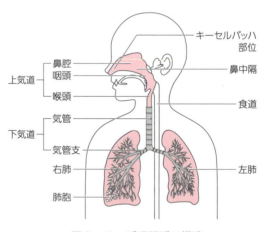

図3－1　呼吸器系の構造

2. 循環

　心臓から拍出された血液は、全身の各組織に酸素や栄養分を運び、組織から肺や肝臓、腎臓に二酸化炭素や老廃物を運びます。

　前述のように胎児期はガス交換を胎盤・臍帯を介して行っており、母体の血液から酸素や栄養を供給しています（胎児循環：図3－2）。しかし、出生後、

第3章 子どもの生理機能の発達

　肺呼吸が開始されると、胎児期特有の卵円孔と動脈管、静脈管の閉鎖が生じ、胎児循環から成人循環＊2へと移行していきます。

　胎盤による呼吸から肺呼吸へ移行するに伴い、過剰な赤血球が崩壊されます。この時に遊離したヘモグロビン（酸素を運搬する赤血球の一部）が分解され、ビリルビンという物質がつくられます。ビリルビンは血流によって肝臓に運ばれ処理されます。

　しかし、新生児は肝機能が未熟であり、ビリルビンの処理が追いつかず、血液中に蓄積され、皮膚や結膜が黄色くなります。これを「生理的黄疸」＊3といいます。また、赤血球やヘモグロビン量が出生後減少し、生後3～4か月頃に最も低値となります。これを「新生児の生理的貧血」といいます。

　心臓は、右心房・右心室・左心房・左心室の4つの部屋に分かれています（図3-3）。年齢の増加に伴い、心室容量が増加し、1回拍出量も増加するため、心拍数は年齢とともに減少します（新生児120～160回／分、乳児120～140回／分、幼児90～120回／分、学童80～90回／分、成人60～70回／分）2)。

＊2
成人循環は、肺で二酸化炭素を排出し酸素を取り入れた後に、左心房→左心室→大動脈→全身→大静脈→右心房→右心室→肺動脈→肺の順に全身を循環します。

＊3
生理的黄疸は、生後2～3日目に出現します。生後24時間以内に発生する黄疸は要注意です。通常であれば、他の症状を伴わずに、1週間程度で治まります。

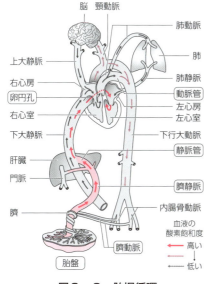

図3-2　胎児循環

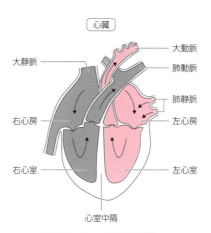

図3-3　心臓の構造

出典：奈良間美保著者代表『系統看護学講座 専門分野
　　　小児看護学概論 小児臨床看護総論［第14版］』
　　　医学書院　2020年　p.59

3. 消化

　消化器は、食物を消化、吸収する器官です。口腔、咽頭、食道、胃、小腸、大腸、肛門と続く一連の消化管と、唾液腺、肝臓、膵臓、胆のうから成り立っています（図3-4）。

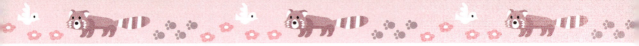

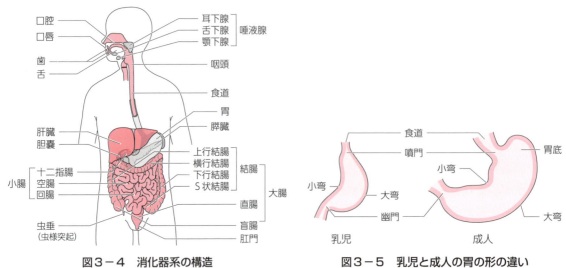

図3-4 消化器系の構造

図3-5 乳児と成人の胃の形の違い

　胃の許容量は、新生児期は30～60mL、生後1か月頃は90～150mLとなります[3]。胃内に入った母乳やミルクは1～2時間で小腸に移動します。新生児・乳幼児期では、大人と比較して胃の形状は細長く（筒形）、胃の入り口の噴門部にある食道括約筋が弱いため、胃の内容物が逆流しやすく、授乳後に溢乳（いつにゅう）[*4]が起こりやすいです（図3-5参照）。

　胃に入った食物は胃液（胃酸・ペプシン等）と混ざり、栄養素が分解されます。乳児は脂肪分解に必要なリパーゼの活性が低いのですが、母乳中にリパーゼが含まれており、脂肪の消化を活発にしてくれます。

　胃で消化された食物の大部分は、小腸において肝臓からの胆汁や膵臓からの膵液と混じり消化・吸収が行われます。吸収されなかった食物繊維等の内容物は、大腸で水分・電解質の吸収が行われ、便となります。

*4 溢乳とは、少しだけ母乳やミルクを吐き出すことです。

4. 体温調節

　「体温」は、脳の視床下部の体温調節中枢によってコントロールされています。体温が上昇した時には、それを生体（体温調節中枢）が感知し、自律神経系を介し血管や筋肉、内分泌器官等に刺激を送り、体温を平熱に保とうとして、熱産生と熱放散のバランスの均衡を図ります。このような仕組みを「ホメオスタシス（恒常性：homeostasis）」[*5]といいます。

　熱産生の身体反応には、悪寒、末梢血管の収縮、立毛（鳥肌）、アドレナリン分泌増加、震え（筋肉の収縮）等があります。熱放散の身体反応には、末梢血管の拡張、発汗等があります。

　しかし、乳幼児期は熱産生と熱放散の調節が未熟なため、外気温に影響を

*5 ヒトの体は外界の環境や内部の変化に対して、常に生命維持に必要な生理的な機能を正常に維持しようとする仕組みがあります。

第3章 子どもの生理機能の発達

受けやすく、変動しやすい特徴があります。子どもは大人と比べ体重当たりの体表面積が大きく、皮下脂肪や汗腺の発達が未発達なため、環境温度に左右されやすいことが関係しています。

　年齢が低いほど、環境温度に影響を受けるため、衣服の着せすぎにより身体表面から熱が放出できずこもってしまう「うつ熱」を起こす可能性もあります。反対に寒冷な環境では、低体温になることもあるため、気温・室温に応じた衣服の調整を心がけましょう。

　子どもの体温は変動しやすく、食後や運動後、精神的興奮等でも体温に影響を受け高くなります。また、一般的に体温は早朝が低く、夕方にかけて高くなります。これを「日内変動」といい、その日差はおおむね1℃以内です。

5. 免疫

　免疫とは、細菌やウイルス等の「病原体」が身体に侵入してきた時に、生体を防御する等、生体に有利[*6]に働く反応です。免疫[*7]には「自然免疫」と「獲得免疫」があります。

　自然免疫は、白血球の好中球やマクロファージ、NK（ナチュラルキラー）細胞などが主な役割を担い、侵入してきた病原体を感知し排除する仕組みです。

　獲得免疫は、感染した病原体を特異的に見分け、記憶し、再度同じ病原体が侵入してきた時に排除する仕組みであり、予防接種（ワクチン）は「獲得免疫」に入ります。獲得免疫は、役割により細胞性免疫と液性免疫に分かれています。細胞性免疫はT細胞（Tリンパ球）という免疫細胞が主な役割を担っています。液性免疫はB細胞（Bリンパ球）が主であり、B細胞が産出する「抗体」は「免疫グロブリン（Ig）」と呼ばれ、IgA、IgG、IgM、IgD、IgEの5種類があります。

　乳児の免疫機能は未熟です（図3-6）。免疫グロブリンのうちIgGは、

*6
「不利」に働く反応をアレルギー反応といいます。

*7
母親の胎盤経由・母乳から受け継いだ免疫のように、生体が自己以外でできた抗体を受け入れることで免疫の状態になることを「受動免疫」といい、細菌やウイルス等の病原体が身体に侵入したり予防接種を受けることで抗体を産出する免疫を「能動免疫」ということもあります。

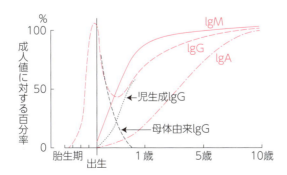

図3-6　血清免疫グロブリン濃度の年齢による変動

出典：大国真彦他編『ナースの小児科学［改訂4版］』中外医学社　2007年　p.48

母親の胎盤を経由して移行しますが、生後6か月頃には減少し、感染症等に罹患しやすくなります。その後、感染症に罹患またはワクチン接種等により、自らの免疫系を発達させていきます。

免疫グロブリンのうちIgAは、母乳（初乳）、唾液、涙等に含まれており、気管支や腸管粘膜で細菌・ウイルスが侵入することを防ぐ働きをします。IgMは抗原が侵入すると最初に産出される抗体です。

6. 水分・電解質

新生児[*8]では全体の水分量が、体重の約80％、乳児では70％、幼児～成人では60％を占めています。体内の水分は、細胞の中にある細胞内液と、血管や組織の間にある細胞外液に分けられます（図3-7）。

乳幼児は、不感蒸泄（皮膚や呼吸による蒸発）量が多く、腎機能が未熟で尿の濃縮が不十分なため、下痢や嘔吐等で摂取水分量が低下すると脱水になりやすい特徴があります。

子どもの体重あたりの必要水分量は大人と比べて多く、体重1kg当たり、乳児150 mL、幼児100 mLです。身体の水分含量は、年齢が低いほど体重当たりの必要な水分量が多くなります。

人は飲食により水分・栄養分を身体に供給し、尿、便、発汗、不感蒸泄等により水分を喪失します。食物の栄養素が代謝された後の分解産物や老廃物は、腎臓に運ばれろ過され尿として排泄されます。これにより、血液や体液成分の調節、浸透圧・酸塩基平衡の調節が行われ、体内環境を一定に保たせ

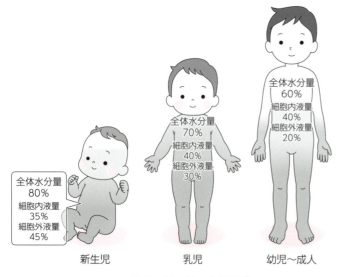

図3-7　体の水分組成

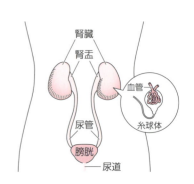

図3-8　泌尿器系の構造

ようとするホメオスタシスを維持しているのです。

　身体には血漿浸透圧や循環血液量を介して水分量の過不足を感知し、摂取する水分量と排泄する水分量（水分出納といいます）を調節し、体内環境を一定に保とうとする仕組みがあります。さらに、脳の視床下部は自律神経とホルモン分泌を総合的に調節しています（図3－8参照）。

　例えば、夏の暑い時に汗をかき身体の水分量が少なくなると、「喉が渇いた」と感じ、飲水をします。あるいは、腎臓で尿は濃縮されて、尿量を減らすことにより水分量を一定に保つように調節されます。

＊8
新生児は、出生後数日間は哺乳量が少ないうえ、尿や便の排泄、皮膚や肺からの水分の発散により、生後3～5日頃、出生時体重の5～10％減少します。これを生理的体重減少といいます。その後、哺乳量との関係もありますが、生後7～10日頃には出生時体重に戻ります。

第2節　子どものバイタルサイン

　ここでは、子どもの発育発達に応じたバイタルサインの変化について説明します。

1．呼吸数

　前述のように、呼吸数は成長とともに減少していきます。具体的な目安は新生児40～45回／分、乳児30～40回／分、幼児20～30回／分、学童18～20回／分、成人16～18回／分程度です[4]。呼吸は啼泣後や授乳・食事、精神的興奮、運動直後に呼吸数が増加しますので、安静時や睡眠時に測定し、呼吸数、呼吸パターン、呼吸の深さ等も観察します。

　呼吸困難の症状には、チアノーゼ（血液中の酸素が不足し顔色が青白い・唇が紫色になること）、多呼吸（呼吸回数が多いこと）、肩呼吸（走った後のように肩を上下して呼吸すること）、無呼吸（呼吸を止めること）、陥没呼吸（吸気時に胸骨の上、鎖骨の上、肋骨の間が陥没すること）、鼻翼呼吸（息を吸うたびに鼻の孔が広がること）等があります。

2．脈拍数

　脈拍とは、心臓が収縮して血液を送り出す拍動のことです。脈拍数の目安は新生児120～160回／分、乳児120～140回／分、幼児90～120回／分、学童80～90回／分、成人60～70回／分程度です[5]。

　年齢が小さいほど、脈拍数は多くなります。食事や運動、精神的興奮、発熱等によっても脈拍数は増加しますので、安静時に測定し、脈拍数や脈の緊張度、リズム不整等も観察します[＊9]。

＊9
脈拍の測定部位は、上腕動脈（肘の内側）、橈骨動脈（手首）、総頸動脈（首）、大腿動脈（太もものつけね）、膝窩動脈（ひざの裏）、足背動脈等があります。触診の場合は、主に橈骨動脈で1分間測定をします。

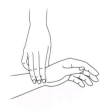

3. 体温

　子どもは大人に比べ体表面積が大きく、皮下脂肪が少ないこと、発汗機能や体温調節機能が未熟なため、周囲の環境温度の影響を受けやすいことが特徴です。

　また、新陳代謝が盛んなため、平均体温が高めであり、体温は早朝から夕方にかけて高くなります（日内変動）。しかし、平熱より1℃以上上昇した時は発熱を疑い、他の症状も観察することが大切です。

　体温は、測定する部位・方法によっても影響を受けます。一般的に腋窩温（わきの下）で37.5℃以上が発熱とされています。しかし、個人差が大きいため、一人一人の普段の平熱を知っておく必要があります。

　食事、活動・運動、入浴後、室温・気温が高い、着せすぎ等によっても体温が高くなります。もちろん感染症等の病気や心理的な要因でも高くなりますので、「いつもと違う」と感じたら体温測定[10]をしてみましょう。

[10] 体温の測定部位は、腋窩（わきの下）、耳腔、肛門（直腸）等がありますが、肛門は危険なので医療機関以外では行わないようにしましょう。

4. 血圧

　血圧[11]とは、心臓から心拍出量が血管壁にかかる圧力のことです。幼い子どもは心臓の拍出力が弱く、血管の柔軟性も高いため、血圧は低くなりますが、成長とともに心臓自体が大きくなり、血圧は上昇します（表3-1）。

[11] 血圧には、最高血圧（収縮期血圧：心臓が収縮して血液を全身に送り出す時の圧）、最低血圧（拡張期血圧：全身から戻ってきた血液をため込み心臓が拡張している時の圧）があります。

表3-1　血圧の目安

年齢	収縮期血圧(mmHg)	拡張期血圧(mmHg)
新生児	60～80	35～55
乳児	80～90	45～65
幼児	90～100	60～65
学童	110～120	60～70
成人	110～130	60～80

出典：黒田泰弘監修『最新育児小児病学　改訂第7版』南江堂　2018年　p.25を一部改変

5. 意識レベル

　子どもは認知・言語機能が未熟なため、各発達段階に適した意識レベルを観察することが大切です。覚醒している乳児の意識レベルをみる時は、「母親と視線が合うか」「あやして笑うか」等を観察しましょう。乳児の意識レベルをみる方法として、点数評価法を用いた客観的評価があります（表3-2）。

表3-2　乳児の意識レベル点数評価法（坂本）

Ⅲ.刺激をしても覚醒しない状態（3桁で表現）	
300	痛み刺激に反応しない
200	痛み刺激で少し手足を動かしたり顔をしかめる
100	痛み刺激に対し、払いのけるような動作をする
Ⅱ.刺激をすると覚醒する状態（2桁で表現、刺激をやめると眠り込む）	
30	呼びかけを繰り返すと辛うじて開眼する
20	呼びかけると開眼して目を向ける
10	飲み物を見せると飲もうとする あるいは乳首を見せれば欲しがって吸う
Ⅰ.刺激をしなくても覚醒している状態（1桁で表現）	
3	母親と視線が合わない
2	あやしても笑わないが、視線は合う
1	あやすと笑う。ただし不十分で、声を出して笑わない
0	正常

出典：坂本吉正『小児神経診断学』金原出版　1978年　p.36を一部改変

第3節　子どもの生活場面の機能
　　　（食事、睡眠・休息、排泄）

1. 食事

　新生児は出生後から哺乳に必要な吸啜反射・哺乳反射等が原始反射として備わっていますが、離乳食が開始される5～6か月頃には、スプーンなどを口に入れても舌で押し出すことが少なくなります（哺乳反射の減弱）。

　生後9か月頃から「手づかみ食べ」が始まります。食べ物を握ったり・触ったりすることで、食べ物の固さ・触感を体験します。どのくらいの量を口に入れると食べられるのか、探索します。

　手づかみ食べは、食べ物をこぼして周囲を汚したり、食事を終えるまでの時間がかかる等ありますが、子どもの"食への関心"を育み、自らの意思で食べようとする行動は、子どもの発育・発達に重要であり、是非とも体験させたい一つです。手指等の衛生面での配慮をしながら、子どもの食べたい意欲を尊重しましょう。

　個人差がありますが、1歳前後にはコップを使って直接飲むことができ、1歳半～2歳頃にはスプーン・フォークを使って食べることができるようになります。

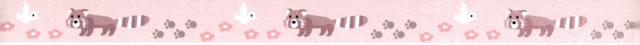

表3－3　離乳の進め方の目安と摂食機能の目安

	離乳初期 生後5〜6か月頃	離乳中期 生後7〜8か月頃	離乳後期 生後9〜11か月頃	離乳完了期 生後12〜18か月頃
食べ方の目安	・子どもの様子をみながら1日1回1さじずつ始める。 ・母乳や育児用ミルクは飲みたいだけ与える。	・1日2回食で食事のリズムをつけていく。 ・いろいろな味や舌ざわりを楽しめるように食品の種類を増やしていく。	・食事リズムを大切に、1日3回食に進めていく。 ・共食を通じて食の楽しい体験を積み重ねる。	・1日3回の食事リズムを大切に、生活リズムを整える。 ・手づかみ食べにより、自分で食べる楽しみを増やす。
調理形態	なめらかにすりつぶした状態	舌でつぶせる固さ	歯ぐきでつぶせる固さ	
歯の萌出の目安		乳歯が生え始める。	1歳前後で前歯が8本生えそろう。	離乳完了期の後半頃に奥歯（第一乳臼歯）が生え始める。
摂食機能の目安	口を閉じて取り込みや飲み込みが出来るようになる。	舌と上あごで潰していくことが出来るようになる。	歯ぐきで潰すことが出来るようになる。	歯を使うようになる。

出典：「授乳・離乳の支援ガイド」改定に関する研究会「授乳・離乳の支援ガイド」2019年より一部改変

2．睡眠・休息

　生後間もない新生児・乳児は昼夜を問わず睡眠と覚醒を繰り返します。月齢・年齢が進むに従い、睡眠は夜型となります。生後4か月頃、おおむね昼夜の区別がつくようになります[6]。睡眠には、レム睡眠（浅い眠り）とノンレム睡眠（深い眠り）があり、乳幼児期ではレム睡眠の占める割合が多いですが、中枢神経の発達に伴い減少してきます。

　睡眠は、身体だけでなく脳機能も休める働きがあります。また、睡眠初期のノンレム睡眠の時には、子どもの成長に必要な成長ホルモン（身長を伸ばす作用等がある）が多量に分泌されるほか、さまざまなホルモンが分泌されます。さらに、免疫力も高まるため、質のよい睡眠が必要です。

　"朝は起きて、夜は眠る"という睡眠覚醒パターンである概日リズム（サーカディアンリズム）は、体の中にある「体内時計」によってコントロールされています。「体内時計」は、朝に光を浴びることから始まります。朝食をとることも大切です。

　脳の松果体から分泌されるメラトニンは、光と大きく関係しており、夜暗くなると分泌が増加します。メラトニンが血液中に分泌されると体温を下げて、眠りに誘います。

しかし、照明機器、スマートフォン、テレビ等のデジタル機器から発するブルーライトを含む強い光を、就寝前や夜間に浴びると、睡眠を促すメラトニン分泌を抑制し、寝つきが悪くなります。寝る時は、照明を暗くして、ブルーライトを発する機器使用を控えるとよいでしょう。昼夜の生活リズムをつくるためには、日中は明るく、夜は暗く静かな環境づくりを心がけましょう。

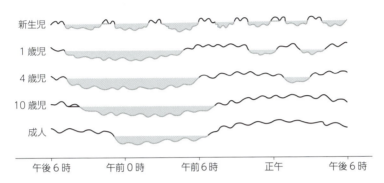

図3－10　ヒトの睡眠リズムと年齢の関係

資料：N. Kleitman, Sleep and Wakefulness, 1963
出典：大熊輝雄『睡眠の臨床』医学書院　1977年　p.12を一部改変

3. 排泄

　哺乳・食事をすると小腸で大部分の栄養を吸収し、大腸に運ばれ、大腸で水分が吸収され、便となります。腸の蠕動運動により直腸内に移送され、便により直腸が拡張し、その刺激が大脳皮質に伝わり便意を知覚します。便意を感じ、排便の準備が整うと、肛門括約筋を弛緩させ排便します。

　しかし、新生児・乳児期は大脳皮質が未発達なため、排便は反射で行われます。個人差がありますが、2歳頃には便意を知覚し、伝えるようになり、3～4歳頃には便意を知覚・判断し排便をすることができるようになり、4～5歳頃には後始末を含め、おおむね自立します。

　腎臓でつくられた尿は、膀胱に貯められ一定量に達すると、その刺激が脳（中枢）に伝わり、尿意を知覚します。尿意を感じ、排尿の準備が整うと、膀胱括約筋を弛緩させ排尿します。

　しかし、新生児期・乳児期の排尿は、腎臓でつくられた尿が膀胱に貯められると抑制できず反射により排泄をします。個人差がありますが、2歳頃には尿意を知覚し、次第に自分の意思で排尿ができ、3歳頃には夜尿を除き、おおむね自立するようになります。

　本章で学んだ排泄に関する知識をもとにトイレトレーニングを行います。トイレトレーニングについては第8章（p.133）で学びます。

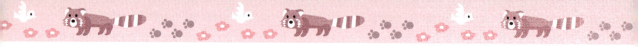

【胎便・初尿の排出】

　新生児の初尿は、出生後 24 時間以内にあります。その後、排尿回数は 10 〜 15 回／日であり、おおむね無色または淡黄色透明です。

　出生後に腸管が動くようになると、黒緑色・粘調性・無臭の胎便が排出されます。ほとんどの新生児で生後 24 時間以内に排泄されます。成分は、胎児期に嚥下した羊水成分、腸内分泌物等です。

　哺乳が始まると黄茶色の便混じりの移行便、3 〜 5 日程度で普通便（黄色便）となります。

　母乳栄養児の腸内細菌叢はビフィズス菌が主で、酸臭・やわらかめの便が 1 日に 4 〜 5 回排泄され、人工栄養児（ミルク）では大腸菌が主で、腐敗臭のあるかための便が 1 日に 1 〜 2 回排泄されます。

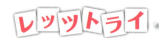 ・・・・・・・・・・・・・・・・・・・・・・・ 演習課題

Q　バイタルサイン（生命徴候）の観察項目に「脈拍」「体温」があります。自分たちでも体験してみることで理解を深めていこう。

　文献等を活用して、「脈拍」「体温」に影響を与える因子を調べ、「測定値は、どのような状況で、どのように変化（例えば、増加）するのか」について、自分の考えを入れながらまとめてみましょう。

··

··

　「ホップ」でみつけた影響因子について、「脈拍」「体温」が運動をした場合や安静にした場合にどのように変化するのか、実際に測定し記録してみましょう。

··

··

　ステップで測定した値をもとに、今後、保育者となり子どもの「脈拍」「体温」を測定する際に留意することを、文章にまとめてみましょう。

··

··

第3章 子どもの生理機能の発達

●発展的な学びにつなげる文献
・丸尾良浩・竹内義博編著『新版 よくわかる子どもの保健』ミネルヴァ書房 2021年
　子どもの疾病の特徴や発症機序など、生理学的知見を含めて説明しているため、生理機能の発達をより深めることができます。

【引用文献】
1）佐地勉・竹内義博・原寿郎編著『ナースの小児科学［改訂6版］』中外医学社 2015年 p.53
2）巷野悟郎編『子どもの保健［第7版追補］』診断と治療社 2018年 p.36
3）奈良間美保著者代表『系統看護学講座 専門分野 小児看護学［1］ 小児看護学概論 小児臨床看護総論』医学書院 2020年 pp.60-61
4）前掲書2） p.36
5）前掲書2） p.36
6）日本保育保健協議会編『新・保育保健の基礎知識』全国社会福祉協議会 2023年 p.63

【参考文献】
奈良間美保著者代表『系統看護学講座 専門分野 小児看護学［1］ 小児看護学概論 小児臨床看護総論』医学書院 2020年
奈良間美保著者代表『系統看護学講座 専門分野 小児看護学［2］ 小児臨床看護各論』医学書院 2020年
澤田淳・細井創編『最新 子どもの保健』日本小児医事出版社 2017年
巷野悟郎編『子どもの保健［第7版追補］』診断と治療社 2018年
坂井建雄著者代表『系統看護学講座 専門基礎分野 人体の構造と機能［1］ 解剖生理学』医学書院 2009年

第4章
子どもの運動機能の発達

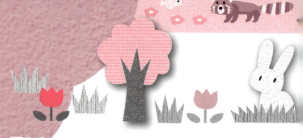

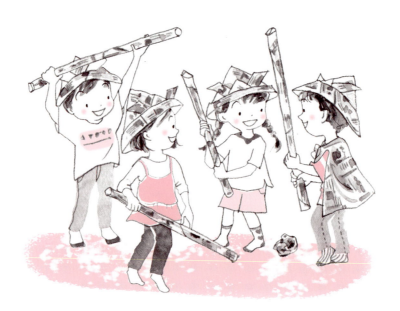

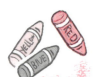 **エクササイズ**　　自由にイメージしてみてください

> あなたはいつ歩けるようになりましたか？
> 生まれたばかりの赤ちゃんと1歳の子ども。この1年で、どんなことができるようになっているでしょうか？　想像してみましょう。

第 4 章 子どもの運動機能の発達

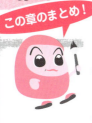

学びのロードマップ
この章のまとめ！

- 第 1 節
  体の動きと手指の動きの発達、それに影響する要因について学びます。

- 第 2 節
  運動発達にはどのような法則性があるのか、赤ちゃんが自分で動けるようになる仕組みを学びます。

- 第 3 節
  運動発達が適切に進んでいるか、保育に生かせる評価の視点を学びます。

この章の なるほど キーワード

■**運動発達を促す保育**…運動発達の過程はただ覚えるのではなく、日々の保育に生かしていくことが大切です。子どもの発達を理解し、半歩先の発達を見据えた適切な環境設定やかかわりにより、子どもの育ちは大きく変わります。

成長して、そろそろつかまり立ちができるようになる子どもの周りには、「安全につかまれる場所」が必要です。

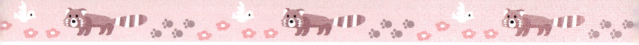

第1節　運動機能の発達と環境

1. 運動機能の発達

(1) 運動の種類

運動機能とは、脳が神経を介して筋肉に指令を送り、体を動かす機能のことです。運動機能は大きく分けて2つの視点で観察することが多いです。1つは、比較的大きな筋肉を使い姿勢の維持や移動などに関する全身を用いた動きに当たる「粗大運動」と、もう1つは細やかな指先のコントロールが必要となる「微細運動」です。

(2) 粗大運動の発達

人は馬などの動物のように出生後すぐに歩くことはできず、1年以上かけて歩けるようになります。粗大運動の発達過程を評価・観察するために、いくつかの種類の粗大運動が発達の指標として使用されています。ここでは母子健康手帳[*1]に記載されている3歳頃までの粗大運動のマイルストーン（道しるべ）を確認しましょう。【　】内はその運動ができるおおむねの月齢・年齢の目安を記載しています。

①首がすわる【3〜4か月頃】

生まれたばかりの新生児は、自分の力で頭を支えることができず、グラグラした状態です。縦抱きにした際に、子どもを前後や左右に傾けたとしても頭部を垂直に保つことができる状態が「首がすわった」状態であり、通常は生後3〜4か月までに可能となります。

②寝返り【5〜6か月頃】

仰向け（仰臥位）からうつ伏せ（腹臥位）になることを寝返りといい、生後5〜6か月までにできるようになることが多いです。

③ひとりすわり【8〜9か月頃】

ひとりすわりとは、支えなくても座れることをいいます。そのためには、体幹の筋力がつき腰を垂直に支えられるようになり、両手を支えに使用しなくても姿勢を保持できるようになる必要があります。生後6か月頃から支えがあれば座れるようになり、生後8〜9か月頃に支えなしで安定してくる子どもが多いです。

④はいはい【9〜10か月頃】

はいはいにはいくつかの段階があります。おなかが床についた状態で腕の力で進む「ずりばい」、おなかが床から離れ、両手のひらと膝をついて進む「四つばい」、両手のひらと足の裏をついて進む「高ばい」といったかたちで、

[*1] 令和6年4月1日施行省令様式。以下のサイトで全体を見ることができます。
こども家庭庁ウェブサイト「母子健康手帳」
https://www.cfa.go.jp/policies/boshihoken/techou

順に床に設置している体の面積が少なくなり、移動スピードが速くなります。

⑤つかまり立ち【9〜10か月頃】

物につかまって立ち上がることをいいます。体幹や股関節周辺の筋肉の発達により可能となります。

⑥つたい歩き【10〜11か月頃】

つかまり立ちができるようになると、何かにつかまりながら歩くようになります。最初は一歩進んではバランスを崩して座り込むようなかたちですが、次第に足を交互に出す動作に慣れ、手を持つと歩くようにもなります。

⑦ひとり歩き【1歳〜1歳3か月頃】

歩き始めは手を上にあげるハイガードといわれる姿勢でバランスをとりながら歩きます。その後、歩き方が安定するとともに腕の位置もミドルガード、ローガードとなり、1歳6か月には上手に歩けるようになります。

⑧走る【1歳6か月頃】

「走る」とは、両足が地面から離れている時間がある移動手段で、歩くよりもよりバランス能力が要求されます。

⑨手を使わず階段を上る【2〜3歳頃】

最初は手すりを使ったり、両手を上の段につくなどして二足一段（2つの足が同じ段に乗っている状態）で階段を上り出します。徐々に片足を上げてもバランスがとれるようになり、まずは、二足一段で手を使わずに上れるようになり、その後、4歳頃には一足一段で交互に足を出しての階段昇降が可能となります。

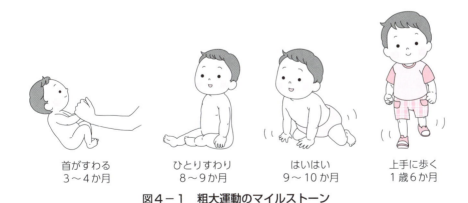

首がすわる　　　ひとりすわり　　　はいはい　　　上手に歩く
3〜4か月　　　　8〜9か月　　　　9〜10か月　　　1歳6か月

図4-1　粗大運動のマイルストーン

（3）微細運動の発達

乳幼児の手指の巧緻性（手先の器用さ）の発達は、粗大運動である体幹や肩・肘などの大きな動きの発達に続いて起こります。また、手のひらにある手根骨は、新生児期には軟骨組織ですが、徐々に骨化し硬くなり（図4-2参照）、

それに伴い手指の操作性が向上します。そのため、発達段階によってできる動き、できない動きがあります。その時点の発達や、次の発達段階を見越したおもちゃの大きさや形状を選択することが微細運動の発達支援につながります。月齢ごとの大まかな手の機能の発達を図4－3に示します。なお、乳児～2歳くらいまでの子どもは、自分で物が持てるようになると口に入れて確認する行動がみられるため、誤飲にも十分に気をつけることが大切です。

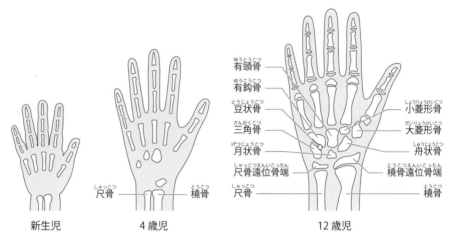

図4－2　手根骨の骨化

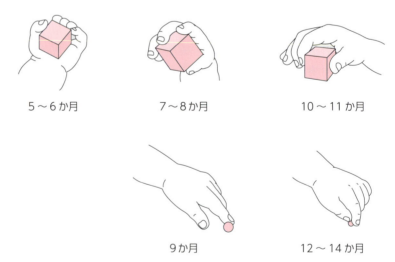

①生後5～6か月：5本の指すべてを使って物をつかむ。指の分離した動きはまだできない
②生後7～8か月：親指、人差し指、中指の3本で物をつかむ
③生後9か月：握ったものを離す
④生後10～11か月：親指と人差し指を対向させて指の腹でつかむ（はさみ持ち）
⑤生後12～14か月：指先で小さい物をつかむ（つまみ持ち）

図4－3　手の機能の発達

出典：前川喜平・小枝達也『写真でみる乳幼児健診の神経学的チェック法［第8版］』南山堂
　　　2012年　p.113　一部改変

第4章 子どもの運動機能の発達

2. 運動発達に影響を与える要因

運動発達に影響を与える要因はさまざまに考えられますが、本項では、保育者にとって重要となる「環境」と「かかわり」について触れます。

（1）適切な環境

環境は子どもの運動発達に大きな影響を与えます。乳児期は安全に配慮された環境のもと、寝返りやはいはいができる十分なスペースを確保し、伸び伸びと動き回ることができる室内環境が必要です。歩けるようになると、より広いスペースが必要となります。また、平坦で凹凸のない舗装された道が増えたことや、ゲームやスマートフォンの影響で外遊びが減少し、運動能力の低下や運動機会の減少が課題となっています。そのため安全だけではなく、運動発達を促すような遊びや環境構成が現代の保育者には求められています。

幼児期に経験する基本的な動きには、次の①～③のようなさまざまな種類

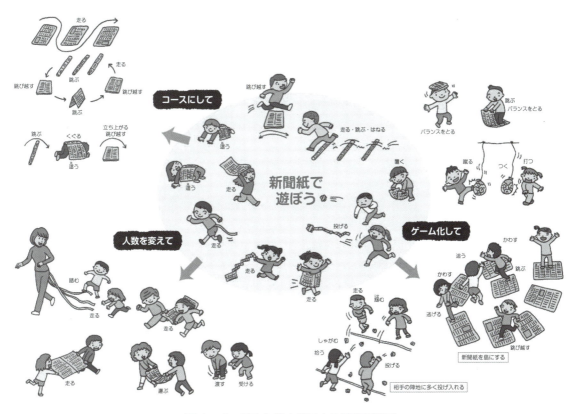

図4－4　様々な動きができる新聞紙遊び

出典：文部科学省「幼児期運動指針普及用パンフレット」2012年　一部抜粋
https://www.mext.go.jp/component/a_menu/sports/detail/__icsFiles/afieldfile/2012/05/11/1319757_2.pdf

の動きがあり、毎日合計60分以上の体を動かす遊びが世界的にも推奨されています（幼児期運動指針ガイドブック・文部科学省・平成24年）。
①体のバランスをとる動き：立つ、座る、寝転ぶ、起きる、回る、転がる、渡る、ぶら下がる　など
②体を移動する動き：歩く、走る、はねる、跳ぶ、上る、下りる、はう、よける、すべる　など
③用具などを操作する動き：持つ、運ぶ、投げる、取る、転がす、蹴る、積む、こぐ、掘る、押す、引く　など

　これらの多くの動きを幼児教育の中で経験するためには、さまざまな遊びへの工夫が必要です。幼児期運動指針普及用パンフレット（文部科学省・平成24年）に紹介されている新聞紙遊びの工夫例を図4－4に紹介します。

（2）適切なかかわり
　運動を促進するためには、動きたいという主体的な気持ちが重要となります。見たいと思うから対象を目で追い、さわりたいと思うから手を伸ばして取ろうとするなど、運動発達と精神発達は同時に進行しています。そのため、保育者は常に子どもが動きたいと思うようにかかわることが重要です。

エピソード（1）　大好きなおもちゃで遊びたい！

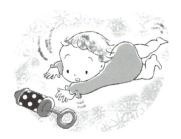

　エミちゃんは生後9か月に入り、ずりばいができるようになってきました。今のお気に入りのおもちゃは、きれいな音が鳴る水玉模様のガラガラです。仰向けでいたエミちゃんに保育者はガラガラを振って見せ、手が届くか届かないかという場所に置きました。するとエミちゃんはサッと寝返りをし、うつ伏せになったかと思うと、すぐにガラガラに手を伸ばしましたがあと一息届きません。
　エミちゃんは保育者とガラガラを交互に見て、取ってほしい様子でしたが、保育者は「エミちゃん、もうちょっとで手が届くよ。がんばって取りに行こうか」とはいはいの真似をしてみせました。するとエミちゃんは一生懸命ずりばいを始めました。ようやくガラガラを手にしたエミちゃんは、自分で振って音を出し、保育者に満面の笑みを向け、保育者も「すごいね、がんばって自分で取れたね」と声をかけました。

第4章 子どもの運動機能の発達

　乳児期は子ども自身が自分で動ける範囲が狭く、保育者も養護的側面からお世話をすることだけに意識が向きがちです。このエピソードでは、大好きなガラガラを保育者がすぐに手渡した場合、エミちゃんが今まさに発達を進めている自分で移動するという運動機能の発達機会を奪うかたちとなります。園や保育者にも慣れ、体調や機嫌も良好な時間帯から、自分で動く喜びを感じられるようなかかわりを試してください。このような小さな違いの積み重ねが、主体性を育み、運動機能の発達のサポートにもつながっていきます。

第2節　運動発達の諸原則と方向性

1. 運動の始まり

　生まれたばかりの子どもは、自らの意思で体を動かすことができないからといって、じっとしているわけではありません。随意運動（意識的に動かすこと）が始まる生後3か月頃までの乳児には、目的もなく手足を動かすジェネラルムーブメント（General movement：GM）という自動運動が観察されます。この自動運動があるおかげで、自らの体の動きに気づいたり、偶然に触れたものの感触や動きの法則性に気づいたりするなどしながら、他の運動発達が促されていくと考えられています。

　人は大脳の成長が未熟なまま生まれるため、生まれてすぐは、自分で考えて行動することができません。しかし、生まれたばかりでも自らの命を守る仕組みが備わっています。それが原始反射です。

（1）原始反射

　代表的な原始反射を表4－1に示します。原始反射の消失時期はさまざまですが、随意運動の始まりに伴い消失するという性質があります。
①探索反射：口の周りや頬に何かが触れるとその方向に顔を向け、乳房を探すように動く反射。
②捕捉反射：探索反射で探し当てたものを口でくわえる反射。
③吸啜反射：口にくわえたものに対して、自然に吸引運動をする反射。
④嚥下反射：吸ったものを飲み込む反射。
　①～④の一連の反射を哺乳反射といいます。この反射があることで、出生後すぐから哺乳行動をとることが可能となります。
⑤自動歩行：乳児のわきの下を支えて足の裏を床につけると、片足ずつ交互に足を出し歩くような行動をする反射。

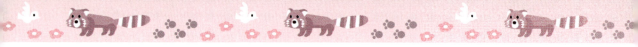

表4－1　代表的な反射とその消失・発現時期

		消失・発現時期											
		1	2	3	4	5	6	7	8	9	10	11	12
原始反射	哺乳反射 探索反射	■	■	■									
	捕捉反射	■	■	■									
	吸啜反射	■	■	■									
	嚥下反射	■	■	■									
	自動歩行	■	■										
	把握反射	■	■	■	■								
	モロー反射	■	■	■	■								
	非対称性緊張性頸反射	■	■	■	■								
反射	視性立ち直り反射						■	■	■	■	■	■	■
	パラシュート反射								■	■	■	■	■
	跳躍（ホッピング）反応										■	■	■

⑥把握反射：手のひらに指やものが触れると、強く握りしめる反射。足の裏にも同様の反射がある。

⑦モロー反射：仰向けで急に頭の支えを外すと、両手・両足を大きく広げビクッと動かし、その後ゆっくり抱きかかえるように腕を動かす反射。大きな音を聞かせた際にも同様の反応があることがある。

⑧非対称性緊張性頸反射：仰向けで一方に頭を回すと、顔を向けた方の手足を伸ばし、反対側の手足を曲げるフェンシングのようなポーズをとる反射。

　生後3〜4か月くらいになり、乳児の大脳が少しずつ発達し、目的をもった運動ができるようになると、原始反射は自然に消失します。

（2）反射

　表4－1に示したように、原始反射とは異なり出生後に出現し生涯にわたって活躍する反射もあります。

①視性立ち直り反射：座っている乳児の体を左右に傾けると、視覚情報から顔が垂直になるように保つ反射。

②パラシュート反射：上体が急に倒れると腕を伸ばし両手を開いて支えようとする反射。

③跳躍（ホッピング）反応：立位で体を前後に傾けると、倒れた方に足を出してバランスをとる反射。

　これらの反射はいずれも転倒を防いだり、転倒しても大けがをしたりしないようにするための反射で、私たち大人にとっても大切な身を守るための反射です。

第4章 子どもの運動機能の発達

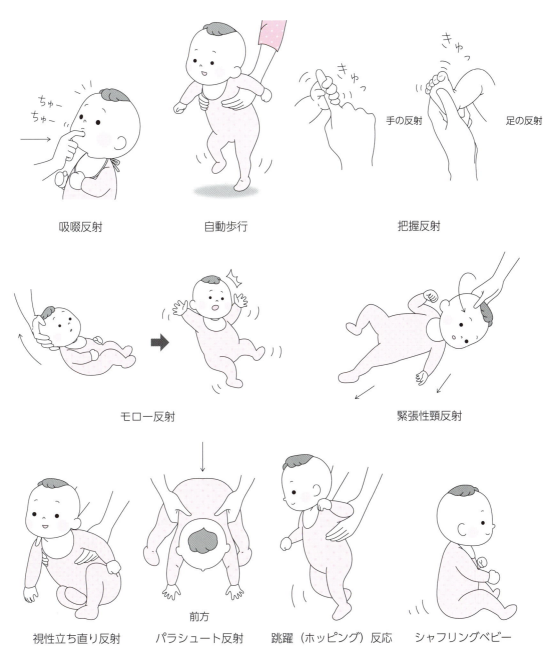

図4-5 乳児期のさまざまな反射

2. 運動発達の諸原則と方向性

（1）運動発達の基本原則

運動機能の発達には、以下に示すように一定の原則があります（図4-6）。
① 頭部から脚部へ
② 中心から抹消へ
③ 粗大運動から微細運動へ

粗大運動の発達は、まず首がすわり、その後に腰がすわり、股関節周囲の筋力が発達することで立つことが可能となります（①）。また、体幹が安定することにより腕の動きも安定し、手指をうまく使えるようになります（②）。さらに、大きな筋肉や関節を使用する移動や姿勢の保持ができるようになってから、細かい動きが可能となります（③）。運動発達にはこのような一定の方向性や順序を経て目的にあった動きができるようになるという性質があります。ただし、運動発達の順序は完全な一方向で順番に進むのではなく、ある程度の重なりをもって同時並行的に発達していきます。

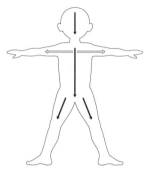

図4-6　運動機能の発達方向

（2）運動発達の敏感期

運動発達は、スキャモンの発育曲線（第2章 p.37 参照）では神経系型に分類され、著しい発達は幼児期に観察されることが特徴的です。発達が著しい時期に適切な刺激を与えると、その能力を獲得しやすくなることが知られており、その時期を敏感期といいます（感受性期や臨界期ともいう）。この敏感期を過ぎてから同じ能力を獲得しようとした場合には、敏感期に比べ長時間の練習や努力が必要になると考えられています。

このように、幼児期は運動能力を身につけるために非常に重要な時期であり、基本的な粗大運動動作だけではなく、より多様で洗練した動きを、遊びや生活を通して学んでいくことが重要です。

第4章 子どもの運動機能の発達

第3節　子どもの運動発達の評価

1. 健診の意義やポイント

(1) 乳幼児健康診査

　母子保健法では、乳幼児の健康診査について、12条および13条で規定されています。1歳6か月健診と3歳児健診は法定健診として義務化されており、その他の月齢・年齢の健診については、各自治体で必要に応じて任意で実施となっています。現状では、3～5か月健診と9～12か月健診を実施している自治体が多いです。乳幼児健診では身体発育の状況や栄養状態、精神・身体・言語発達の状況、疾患の有無、予防接種の実施状況等の確認が行われ、育児上の問題への対応や疾患の早期発見に役立っています。

(2) 運動発達の評価

　運動発達には個人差があるものの、正常の範囲を理解しておくことが何らかの疾患や異常の早期発見、発達を促す働きかけを行うために重要です。
　乳幼児の運動機能の発達評価には、遠城寺式・乳幼児分析的発達検査や日本版デンバー式発達スクリーニング検査などがあります。デンバー式スクリーニング検査では、各運動機能の獲得の通過率を25～90％の幅で表記されており、発達の個人差の幅や遅れなどの客観的水準がわかる形式となっています。運動面だけではなく、精神面や言語面、社会性なども評価対象となっており、発達の遅れを総合的に判定・評価できます。

(3) 特異な運動発達

　第1節で、「はいはい」を粗大運動のマイルストーンとして挙げましたが、子どもの一部には、はいはいをしない乳児がいることが知られています。乳児の約1～3％に観察されるのが、シャフリングベビー（Shuffling baby：図4－5）というおすわりをしたまま移動する子どもです。歩行開始がやや遅れる傾向があるものの、その後の運動発達には目立つ遅れはなく、正常発達の移動手段の1つのバリエーションと考えられています。シャフリングベビーになる要因ははっきりとわかっていませんが、足底の感覚過敏や言語発達の遅れなど、神経発達症の兆候がみられる場合には発達全般の経過をみていくことが大切です。

　他にも背中を下にした背ばいで移動する子どもも一部にみられます。はいはいをしない子どもはいずれの場合も、うつ伏せが苦手な場合が多いです。子どもの体調と機嫌がよい時に無理のない範囲でうつ伏せ遊びを行うことで、

筋肉の発達の偏りを修正し適正な運動発達を促すことにつながると考えられています。

2. 保育における運動発達の評価

（1）個人差への理解

集団保育では、クラス内での運動発達の差に目が行きやすく、あの子はできる子、あの子はできない子という形で運動発達の評価がほかの子どもとの比較になりやすい傾向があります。同じクラスにいる子どもでも、一番早くに生まれた子どもと一番遅くに生まれた子どもとでは1年の差があり、乳幼児期の運動発達にも大きな違いがあります。さらには、早産等により小さく生まれてきた子どもにとっては、その差はさらに大きなものとなります。

運動発達が遅いと感じた場合、デンバー式発達スクリーニング検査等を参考に、他児との比較ではなく個人の月齢または修正月齢（出産予定日を基準に数えた月齢）での発達として、客観的に評価する視点が重要です。

（2）気づきたい異常

保育者は多くの時間を子どもたちと過ごすため、運動発達の遅れや退行に気づく場合が多いです。退行とは、一度できるようになったことができなくなることです。きょうだいが生まれたことなどによって精神的に不安定になる場合の退行（赤ちゃん返り）がよく知られていますが、運動発達の退行についてはなんらかの疾患の影響がないか、注視が必要です。

乳児期はほぼ正常な運動発達であった子どもが、幼児期に入り運動発達に遅れが生じ、退行していくという経過をたどる筋ジストロフィーなどの筋疾患や神経疾患があります。これらの中には、早期治療が効果的なものもあり、速やかな診断と治療が必要になります。よく転ぶようになった、歩き方が非対称になったなどの症状に気づいた場合には、保護者に伝え受診を勧めます。また、持久力がなく外遊びの途中でしゃがみ込むような場合も、心疾患や呼吸器疾患等が隠れている場合があります。

第4章 子どもの運動機能の発達

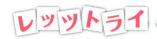 ・・・・・・・・・・・・・・・・・・・・・・ 演習課題

Q 運動発達を促す遊びについての理解を深めよう。

ホップ 乳幼児の運動発達のマイルストーンを再確認し、それぞれのマイルストーンの運動を引き出す遊びやおもちゃ、環境設定にはどのようなものがあるか調べてみましょう。

ステップ ホップで調べた遊びやおもちゃ、環境設定について、周囲の人と情報を共有しましょう。

ジャンプ ステップで話題にのぼった遊びについて、運動発達を促すかかわりとはどのようなものか、話し合ってみましょう。

●発展的な学びにつなげる文献
- 山本秀人編著『0.1.2歳児 発達をおさえた運動あそび―経験してほしい粗大運動・微細運動―』学研プラス 2018年
  運動発達と具体的な遊びの内容が月齢に合わせてイラストでわかりやすく紹介されている。
- 汐見稔幸監 鈴木八朗編著『発達のサインが見えるともっと楽しい 0・1・2さい児の遊びとくらし』メイト 2017年
  たくさんの生き生きとした写真で、子どもの発達のサインとそれに応じたかかわり方が具体的に理解できる一冊。

【参考文献】
文部科学省「幼児期運動指針ガイドブック」2012年
　https://www.mext.go.jp/a_menu/sports/undousisin/1319772.htm
文部科学省「幼児期運動指針普及用パンフレット」2012年
　https://www.mext.go.jp/a_menu/sports/undousisin/1319773.htm

第5章
子どもの感覚の発達

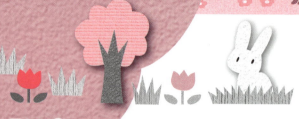

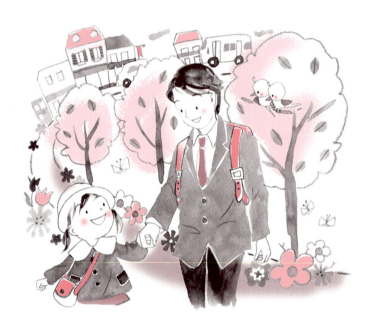

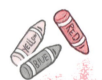 **エクササイズ**　　自由にイメージしてみてください

　皆さんは、自分が今どこにいて、周りに何があって、誰がいて何をしているか、わかりますか？　それらは、どのようにしてわかったのでしょうか？　体のどの部分をどのように使って周りの事を知ったのか、考えてみましょう。

第5章 子どもの感覚の発達

学びのロードマップ

この章のまとめ！

- 第1節
  感覚は、外界の状況や自分の体の動きを知るのに大変重要な、体の働きです。生後、この感覚がどのように育っていくのかを学びます。

- 第2節
  ヒトがさまざまなことを理解し、行うためには、脳・神経の働きが欠かせません。この脳・神経の重要な発達の時期と、感覚を使うことの大切さを学びます。

- 第3節
  乳幼児の感覚機能の検査はどのように行われるのか、また普段の生活の中での観察について学びます。

この章の なるほど キーワード

■ **五感**…身の回りの世界を感知するための5種類の感覚、視覚（見る）・聴覚（聞く）・味覚（味わう）・嗅覚（嗅ぐ）・触覚（皮膚で感じる）を指します。

「五感」は古代ギリシャのアリストテレスによって分類されました。感覚には個人差がありますが、特に「五感」は、最も古くから知られている人類共通の感覚だといえるでしょう。

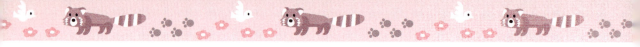

第1節　子どもの感覚機能の発達

1. 五感とその機能の発達

　感覚とは、目・耳・舌・鼻・皮膚といった感覚器で外界からの刺激を感受し意識することです。この感覚には主に、視覚（見る）、聴覚（聞く）、味覚（味わう）、嗅覚（嗅ぐ）、触覚（皮膚で感じる）の5つがあり、これらは五感と呼ばれます。私たちは、主にこの五感を通じて周囲の情報を集め、脳で情報を処理して複合的に状況を判断しているのです。この働きを感覚機能といいます。これらの感覚機能からの複数の情報は、脳でまとめられ、整理されます（感覚統合）。これは、体のさまざまな器官や部位を同時に適切に動かすこと（協応動作）に重要な働きです。

（1）視覚

　視覚は、眼の網膜にある細胞が光に刺激されて生じる感覚です。目で感受した刺激は、脳に伝えられて解析・情報処理されます。それをもとに脳内では視界世界が構築され、外界の構造や物体の色や形、動き、距離などを理解するのに大きく役立っています。視覚は、大人では外界からの情報のほとんどを視覚から得ているといわれるほど重要な感覚なのです。

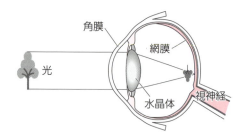

図5－1　目の構造と視覚

表5－1　視覚の発達の目安

新生児	光刺激に反応
生後1か月	動くものに反応
生後2か月	水平方向の追視、両眼固視の発達の始まり
生後3か月	瞬目反応、垂直方向の追視、ヒトの顔に反応、両眼視（立体視）の発達の始まり
生後4か月	両眼固視
生後8か月	視野の発達の始まり
3歳	両眼視（立体視）の完成
小学6年生頃	両眼視をはじめ、視覚機能は完成。

第5章 子どもの感覚の発達

視覚機能とはこの視覚からの刺激を脳へ伝え、脳で情報処理して理解・判断し、それに合わせて適切に体を動かす（目と体の協応）働きのことです。この働きは、見る力だけでなく、脳の情報処理能力や運動機能・調整能力などを統合させることで可能となります。

眼の構造は、出生時まだ完成されていません。受容体となる細胞や神経伝達回路、視力調整や眼球運動の機能が未熟で、眼球の大きさも大人の２／３程度です。これらは月齢・年齢にしたがって他の機能（運動機能や認知機能など）とともに発達します。

①視力

新生児の視力は、遠視ぎみで、ものの形や輪郭は捉えられず、明暗の区別と目の前のものが動くのがわかる程度しかありません。かろうじて、20〜30cm 離れた距離が最も焦点を合わせやすい距離です。生後２か月頃になると視力調整機能が発達し始め、0.05 程度になります。その後、視力の発達は２〜３歳頃

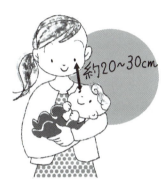

までに急速に進み、５〜６歳頃までに 1.0〜1.2 程度に到達、6〜8歳頃までにほぼ完成します（臨界期）。この時期に「見る」機会を奪われ、光刺激を受けないでいると弱視の原因となることもあるため、さまざまなものを「見る」ことを繰り返し、健やかな発達を支援することが大切です。

②色覚

色覚は光の波長の違いを色として感じ、見分ける能力です。新生児では白・黒・グレーを感受するのみですが、生後１〜２週間頃から少しずつ色を感受

表5−2　視力の発達の目安

新生児	生後2か月	生後6か月	1歳	2歳	3歳	5歳
0.01〜0.05	0.05	0.1	0.2	0.4〜0.5	0.5〜1.0	1.0

新生児　　　　生後2〜4か月児　　　生後6〜8か月児　　　1歳児

   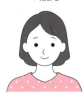

図5−2　視力の発達―乳幼児から見た母親の姿―

し始めます。生後2～3か月頃になると赤・黄・緑など、生後4～6か月頃はオレンジ・紫・青などを感受するようになり、生後6か月以降にはほぼ全ての色を感受できるようになります。そうして2歳頃から色の違いを理解し始め、3～4歳頃には赤・橙・黄・緑・青・紫・黒・白の8色を区別し、それぞれの色の名前を関連づけて覚えられるようになります。色を選別する能力には個人差があるといわれ、1億もの色を識別する人も存在します。乳幼児期にさまざまな景色や自然に触れ、いろいろな色調をたくさん見る機会をもちたいものです。

③眼球運動

　眼球運動は月齢を追うごとに発達し、生後2～3か月頃は水平方向の追視、生後3～4か月頃は垂直方向の追視、そして生後6～7か月頃には上下左右両方向の追視が可能になります。両眼でものを立体的に捉える両眼視機能（立体視）は、生後3～5か月頃急速に発達が始まり、1歳頃には、ものを立体で把握でき、奥行きの認識や形の区別が可能となります。4歳頃には大人と同じくらいまで発達し、6～8歳頃までに完成します（臨界期）。また、生後数週間から2～3か月頃、次第に視覚刺激のうち必要なものだけに注意を向けて見ることができるようになります（視覚性注意）。

　視野は、6歳頃でも垂直方向で大人が120°に対して子どもは70°、水平方向で大人150°に対して子どもは90°と、大人に比べてかなり狭いです[*1]。そのため、子どもは、ものにぶつかる等しやすいので、周囲の大人が十分注意する必要があります。

＊1

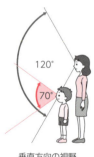

垂直方向の視野

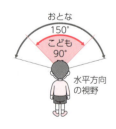

水平方向の視野

（2）聴覚

　聴覚は、耳（外耳・中耳・内耳）で音や振動といった外界からの刺激（音波）を感受し生じる感覚です。

　耳の構造は胎児期にほぼ完成しています。しかし出生時には、聴覚の神経伝達回路は未熟です。そのため、生後3か月頃までは音に対する反応は無条件反射が主ですが、4歳頃になると大人とほぼ同様の聴力を獲得し、音に反応できるようになります。

　聴覚機能は、耳で音波を感受する聴力だけでなく、それを脳に伝えて、脳で聞き分け、特定の事象と結びつけて記憶し、その記憶をもとに音や言葉を理解することです。こうした機能は脳への神経伝達回路や脳での認知・情報処理能力の発達に伴って獲得されます。これにより、音声言語を学習し、言葉を聞いて模倣して発するようになり、理解することが可能となります。音や言葉を聞き分けられるようになると、思考や記憶、コミュニケーション力や情緒処理能力の発達も促進されます。このように、乳幼児期の聴覚機能の

第5章 子どもの感覚の発達

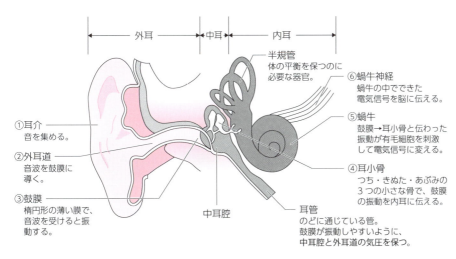

図5-3　耳の構造と聴覚

表5-3　聴覚の発達・聴性反応の目安

生後1か月未満	突然の音にビクッとする・閉眼する
生後1か月	動いている時に声をかけると動きが止まる
生後2か月	声をかけると喃語を発する
生後3か月	ヒトの声に反応する
生後4か月	音や声の方へ顔を向ける
生後5か月	聞き慣れた声や音に興味を示す
生後6～7か月	話しかけるとじっと口元を見る
生後9か月	そっと呼びかけると振り向く、言語理解の始まり
生後10か月	言葉をまねる

発達は、精神機能や言語機能の発達に大変重要であり、異常があれば、できるだけ早期に発見し、対処することが必要となるのです。また、聴覚の快刺激により精神機能や言語機能の健全な発達を促すことが大切です。2歳頃までの乳幼児へは、マザリーズ（母親語）と呼ばれる特有の声で、たくさん語りかけてあげるとよいでしょう。

マザリーズとは、私たちが乳幼児に向けて自然と発する
・やや高めの声　　・ゆっくりとやさしい　　・抑揚のある
特有の話し方のことです。ほぼすべての言語圏・文化圏で聞くことができます。乳幼児には聞き取りやすく、安心感が得られることから、情緒の安定と言語発達に有効とされます。また、声をかけている大人も気持ちが穏やかになる効果があるといわれています。

(3) 味覚

味覚は、舌や口腔咽頭部に存在する味蕾（図５－４）と呼ばれる細胞が化学物質によって刺激され生じる感覚です。食事をすると、味蕾で感受した刺激は脳に伝えられ、情報処理されます。そうして、「おいしい」「好き」といった嗜好性や、「食べて大丈夫か」「腐っていないか」「害はないか」などといった安全性が判断されます。

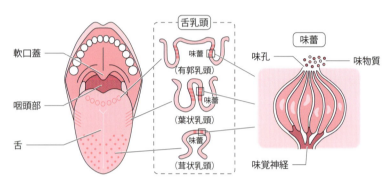

図５－４　舌の構造と味覚

味には、「甘味」「旨味」「塩味」「酸味」「苦味」の５つがあります。甘味、塩味、旨味は「体に必要なものを教えてくれる味」で、本能的に好むといわれています。一方、酸味、苦味は「体に危険なものを教えてくれる味」で、本能的に避ける（嫌う）といわれています。

【５つの基本味】
- 甘味：エネルギー源である糖を感知
- 旨味：体をつくるのに必要なたんぱく質を感知
- 塩味：体液のバランスに必要なミネラル分を感知
- 酸味：腐っている、果物などが未熟であることを感知
- 苦味：毒を感知

子どもは生後２～３か月頃から徐々に、味覚刺激や食事経験を積み重ねて記憶していき、それをもとに判断するという味覚機能を発達させていきます。味覚機能は２～３歳頃までに急速に発達し、10歳頃までの味の経験や記憶がその後の食の嗜好に影響を及ぼすとも考えられています。このため、乳幼児期の食事経験は、嫌体験ではなく、「楽しい」「嬉しい」等の感情とともによい体験となるよう配慮することが大切です。さらに月齢や年齢に応じて、さまざまな味や風味、舌触り、温かさや冷たさ、硬さや柔らかさを幅広く感じられる工夫を行い、味の感度がよく、好きなものが多く偏りのない食事が

できる子どもに育つよう支援することが大切です。また、乳幼児期から濃い味に慣れてしまうと、素材の味を感じにくくなり、薄味のものを受け入れ難くなります。さらに内臓へも負担がかかり生活習慣病につながりやすくなるため、できるだけ薄味とするよう心がけます。

(4) 嗅覚

　嗅覚は、鼻腔内にあるにおいの受容体が化学物質によって刺激されて生じる感覚です。嗅覚で感受した刺激は、脳に伝えられて情報処理され、識別、判断されます。嗅覚の神経伝達回路は生まれる前に成熟しているといわれています。このため、出生時から嗅覚の感受性はよいです。しかし、まださまざまなにおいをかいだ経験が少ないため、記憶情報と結びつけてかぎ分けられるものが限られています。嗅覚は、安全性の判断や食物の風味の知覚に重要な働きをしています。ガスのにおいで危険を感じ取る、母乳のにおいで安心を感じる、酸っぱいにおいで腐っているものに気づくなど、安全性の判断に役立っています。また、味ににおいが加わることで情報が増え、よりおいしいと感じることができます。逆に、鼻をつまんでものを食べてみると、においが感受されず、普段よく食べている食物でも味がわかりづらくなることがあります。こうした嗅覚機能を育てるためには、神経発達の著しい乳幼児期に、草花や風、天気など自然を感じながら、さまざまなにおいをかぎ、経験を増やし、においをかぎ分け判断できるように育てていくことが大切です。

(5) 触覚

　触覚は、皮膚の表面にものが触れた時の皮膚の変形や圧力、振動、温度変化を感受し生じる感覚で、ものの形や質感、重さ等を認識する重要な感覚です。この皮膚感覚には、圧覚、痛覚、温覚、冷覚などがあり、これら複数の感覚情報が組み合わさることで、ものの触感を感じとることができます。

　皮膚感覚は、出生時には十分に形成されているため感受性はよいです。しかし、触覚の神経伝達回路や脳での情報処理能力は未熟であり、さまざまなものに触れて経験を積むことで急速に発達していきます。神経発達の著しい乳幼児期に、さまざまな形や質感、重さなどを感じる経験を増やして記憶情報を蓄積し、情報処理能力が発達するように育てていくことが大切です。そうすることで、3歳頃にはどんぐりの大小を触覚のみで判別できるまでに発達します。また、乳幼児期は視覚が未熟なため、触覚から情報を得ることが多く、優しく触れられて抱っこされる等のスキンシップによって安心を感じます。これは、情緒の安定や発達、愛着形成にも効果的です。子どもが愛情を感じられるような触れ合いをもつことが望ましいです。

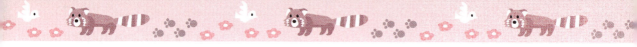

> **コラム**　ホイクとホケン③
>
> ## これ何だろう？
>
> 　赤ちゃんをみていると、目の前にある物をつかんだり、なめたり、かじったりしています。時には自分の手や足をつかんだり、なめたりしています。これは一体どういった行動なのでしょう？
>
> 　赤ちゃんは、こうして周りのものを確認しているのです。物の存在や実態、あるいは自分の体を実感として学んでいるのです。0～2歳の頃は、手で触れて物の存在を知り、感触でどんな物なのかを学んでいきます。また、触れる感触と触れられる感触から、自分の体を感覚として捉えていきます。これは、この時期の発達課題としてとても大切なことなのです（感覚運動期）。

2. その他の感覚機能

（1）固有受容覚

　固有受容覚とは、主に筋肉や関節で、自分の身体各部の位置や動き、力の入れ具合を感じる感覚です。これはものを持ったり操作したりする時などに、力加減をしたり、自分の体の動きをコントロールしたり、重力に対して姿勢を維持したりするために必要な感覚です。

（2）前庭覚

　前庭覚とは、主に内耳にある三半規管で、重力や自分の身体の傾きやスピード、回転を感じる感覚です。これは脳の目覚め具合（覚醒）、重力に対しての身体の傾き、自分の身体機能の把握、眼球の動きの情報を脳へ伝え調節するなどに必要な感覚です。

第2節　子どもの脳・神経機能

1. 脳の重量

　脳の重さは大人で1,300～1,400g程度、新生児期はその約3分の1の300～400g程度です。これが5～6歳頃までに大人の80～90％程度まで急速

第5章 子どもの感覚の発達

に成長し、10歳頃には大人とほぼ同等にまでなります。

2. 神経細胞の発達

　脳は、数千億個ともいわれる数の神経細胞からなっています。神経細胞同士は互いにシナプスと呼ばれる連結部分を介して情報の伝達を行っています。新生児では、神経細胞は存在しますが、シナプスがまだできていません。五感からの刺激など情報伝達の機会を繰り返し得ることで、神経細胞の突起部分が育ち、その先にシナプスが形成されていきます。シナプスの数は生後7～9か月頃から5歳頃まで急速に増加し、7～9歳頃にピークとなります。シナプスが形成されると、神経細胞同士の連結と情報の受け渡しが可能となり神経の伝達機能が発達します。さらに伝達を繰り返すことで伝達機能は強化され速く伝わるようになります。

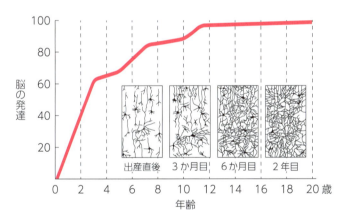

図5-5　脳の発達と年齢の関係

出典：時実利彦『脳と人間』電鳥社　1998年　一部改変

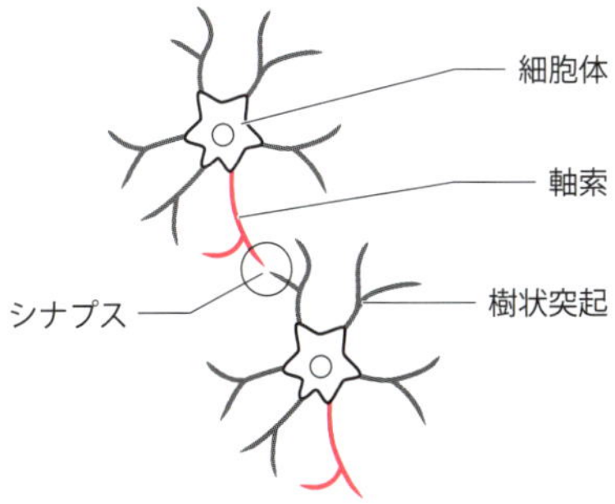

図5-6　神経細胞とシナプス

3. 神経の伝達回路の発達

　神経の伝達回路の形成には3つの段階があるといわれます。まずは3歳頃まで、次に4～7歳頃まで、その後、10歳前後です。この3つの時期に形成が進む部位は同じではなく、それぞれの時期に異なる活動を営む回路が形成されます。10歳以降、形成はゆるやかに進みます。

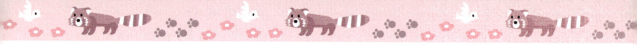

4. 重要な時期のかかわり

　脳・神経の発達は生後5～6歳頃まで急速に進み、そのうち2～3歳頃までの発達は特に著しいです。この時期、五感からの刺激は、脳や神経を活性化させ、相互に発達を促進します。特に皮膚感覚からの触覚刺激は、脳の多数の部位に刺激を与えるといわれます。乳幼児期には、さまざまな触感（硬い・柔らかい、丸・四角、平ら・斜め、ツルツル・ザラザラ、温かい・冷たい等）を感じる機会を多く繰り返しもてるようにして、脳・神経の発達を支援することが望ましいです。また、人と優しく温かく触れ合える抱っこ、優しい声かけ（マザリーズ）、哺乳など、複数の感覚から快刺激を与えることは、心地よさや安心感を与え、脳・神経の発達を促します。これは母子の愛着形成や信頼関係の構築を進めることに役立つ、大変重要なことです。

> **注目ワード　ハーロウの「愛着形成」に関する実験**
>
> 　ハーロウ（H. Harrow）は、アカゲザルの赤ちゃんを母親から離し、2種類の代理母と一緒に過ごさせました。一つは針金で作られた代理母で、哺乳瓶がついていてミルクが飲めます。もう一つは、布で覆われていて、やわらかく肌触りがよい代理母ですが、ミルクは飲めません。赤ちゃんザルは、ミルクを飲むとき以外の大半は、布製の代理母にくっついて過ごし、遊んでいても恐怖を感じると布製の代理母にしがみつく行動が観察されました。この結果は、愛着理論を実証しているといわれています。乳幼児は安心やぬくもりを求め、それを保障されることが、愛着形成や情緒の安定に大きく寄与しているのです。
>
> 　保育の中で、スキンシップや優しい声かけなど、乳幼児に心地よさや温かさを与える機会をできるだけ多くもちたいですね。

第3節　感覚機能の検査とその評価

1. 視覚の検査と評価

　子どもの視覚については、普段から保護者や保育者が日常生活の中で、光や目の前のものに月齢や年齢に応じた反応や行動（表5－1）がみられるか等を観察し、異常の早期発見に努めることが大切です。それらと併せて、健康診査の際に、各年齢に合わせた以下の検査を行い、異常の早期発見に努めます。

第5章 子どもの感覚の発達

（1）新生児～乳児期：PL法

　乳児が縞模様に注視するかどうかで評価します。その他、子どもの様子から目の動き、目の揺れはないか、黒目が白くないか、光を当てて瞳孔の大きさや反応を確認して白内障や網膜症などの目の病気がないかを確認します。新生児期は新生児スクリーニング検査として行われ、その後も健康診査時に行われます。

（2）幼児期：字一つ指標視力検査

　家庭での様子についての問診と、字一つ視標（ランドルト環単独視標）を使って環の開いている向きを同じように示してみせることができるかで検査します。楽しくわかりやすく行うようにします。3歳児健康診査時に行われる視覚検査は特に重要であるとされます。異常があれば専門機関での固視や眼位、屈折検査などの受診につなげます。3歳児健診での視力は、0.5以上を正常の基準としています。

字一つ視標（ランドルト環単独視標）

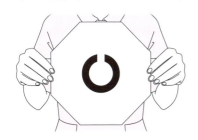

視力検査の様子

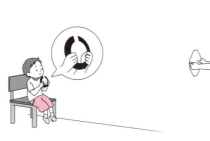

図5-7　字一つ指標視力検査

2. 聴覚の検査と評価

　子どもの聴覚については、新生児聴力スクリーニング検査で異常の早期発見に備えられていますが、その後も普段から保護者や保育者が日常生活の中で、音に対して月齢や年齢に応じた反応や行動（表5-3：p.79）がみられるかを観察し、異常の早期発見に努めることが望ましいです。聴覚は、言葉の発達に重要な役割をもつため、普段の様子から気になるところがある場合は、早めに医療機関や専門機関で各年齢に合わせた精密検査を行い、早期治療へつなげることが大切です。

（1）新生児期：自動聴性脳幹反応（ABR）

　新生児スクリーニング検査として、自動聴性脳幹反応（ABR）、ない場合

はスクリーニング用耳音響放射（OAE）を生後3日以内に行います。

　ABRは、睡眠中の新生児に音刺激を聞かせ、脳波を計測し、音に対する聴神経から脳幹の反応をみる検査です。コンピュータに記憶させた正常児の波形と比較することによって、正常な反応が得られたかどうかを判定します。35dBという、ささやき声程度の音刺激に対しての反応からみることができ、軽度の難聴から発見することができます。

　OAEは、音刺激を聞かせ、音の振動が返ってくるかどうかを自動的に判定し、内耳の音の振動を増強させる機能が働いているかどうかをみる検査です。この反応が得られた場合には、少なくとも40dB以上の聴力があると判断します。

（2）新生児～生後4か月：聴性行動反応検査

　音刺激に対して原始反射や眼瞼反射などの反射的運動がみられるかどうかによって聞こえの評価をします。

（3）生後4か月～2歳：条件詮索反射聴力検査

　音刺激の音源方向へ振り向くかどうかによって聞こえの評価をします。

（4）3～4歳：遊戯聴力検査

　遊戯中に音刺激に反応して遊ぶことができるかどうかによって評価します。聴覚と運動能力の発達をみる高次な検査です。

（5）5歳以上：純音聴力検査：気導聴力検査

　気導聴力検査は、両耳に気導受話器を当てて、125～8,000 Hzの高さの「ピー・ピー」や「プー・プー」など異なる7つの音を片耳ずつ流し、かすかにでも聞こえてきたらボタンを押し、聞こえなくなったら放してもらって、聞こえを調べます。

3. 皮膚感覚の検査と評価

　皮膚感覚の検査には、皮膚に針状のもので2点圧刺激を加え、どのくらいの距離で2つの点であると感知できるか、点間距離の最小値（2点弁別閾）を計って調べる方法があります。皮膚感覚は9歳頃には大人とほぼ同様のレベルになりますが、通常、健康診査などで検査をすることはほとんどありません。

第5章 子どもの感覚の発達

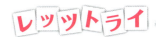 演習課題

Q 幼児の視界を体験してみよう。

ホップ 幼児視界（視野）体験メガネを作成してかけてみましょう。顔は正面に向けたまま動かさずにいると、上下左右はどこまで見えますか？

....
....
....

子どもは背も低いので大人とは視点も違うよ！「幼児視界体験メガネ」をかけて背を低くして周囲を見てみましょう。

ステップ 幼児視界体験メガネをかけたまま、隣の席の人と、幼児の視野体験の感想や気づいたことを話し合ってみましょう。

....
....
....

ジャンプ 幼児の視界のせまさを踏まえて、保育場面での配慮について考え、グループで話し合ってみましょう。
・子どもと会話する時や注視してほしい時はどの位置から話しかけますか？
・子どもが家具の角などにぶつかったりしないようにするにはどうしますか？

....
....
....

 幼児視界体験メガネは販売もしていますが、インターネットから型紙をダウンロードすることもできます。
例：東京都福祉局ウェブサイト
「東京都版チャイルドビジョン（幼児視界体験メガネ）」
※幼児視界体験メガネの作成方法と使用方法も確認することができます
https://www.fukushi.metro.tokyo.lg.jp/kodomo/shussan/nyuyoji/child_vision

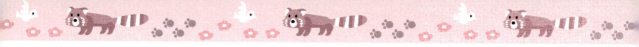

【参考文献】

常石秀市「感覚器の成長・発達」『バイオメカニズム学会誌』第32巻第2号　バイオメカニズム学会　2008年

清水怜美・小林雅子他編「特集：新生児・乳児の感覚に寄り添う」『小児科診療』第87巻第4号　診断と治療社　2024年

坂井信之・長谷川智子・今田純雄「—翻訳—人はなぜ食べるのか（4）：発達初期における風味嗜好とその形成（Mennella and Beauchamp, 1996 より）」『広島修大論集人文編』第40巻第1号　広島修道大学　1999年

日本小児眼科学会・日本弱視斜視学会・日本視能訓練士協会監「3歳児健診における視覚検査マニュアル～屈折検査の導入に向けて～」日本眼科医会　2021年
https://www.gankaikai.or.jp/school-health/2021_sansaijimanual.pdf

髙橋恵里・小野治子・新田収「幼児期における感覚刺激受容の偏りと運動能力の関係」『日本保健科学学会誌』第22巻第4号　日本保健科学学会　2020年

稲垣真澄・加我牧子「ヒトの聴覚の発達と発達障害」『BME』第12巻第7号　日本生体医工学会　1998年

東京都多摩府中保健所「第2章　脳の働きと発達障害」『支援者のための地域連携ハンドブック　発達障害のある子供への対応』東京都保健医療局　2013年

山口恒正「乳児の感覚間協応をめぐる問題—Bowerの理論について—」『心理学評論』第34巻第4号　1991年

コラム　ホイクとホケン④

乳幼児期の体験の重要性

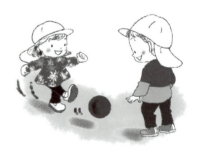

　感覚器官とその機能の発達は、運動機能の発達とも関連が深いです。乳幼児期は、見る・聞く・感じることと、自分の体を動かす・力調整・スピード調整・方向調整すること、それらがバランスよく育ち、「統合」して一緒に使いこなせるようになるために大変重要な時期です。子どもは実際にさまざまなことを体験する中であらゆる力を身につけていきます。そのため、実際に見て、触れ（感じ）て、考えて、自在に自分の体を動かす力が身につくよう、子どもが自ら遊びを発展させて複雑な活動が導き出されるように工夫していくことが大切です。そのため、子どもが心を動かされて思い切り楽しめる遊びの時間を計画していきたいものです。

第 **5** 章 子どもの感覚の発達

第6章
子どもの精神発達

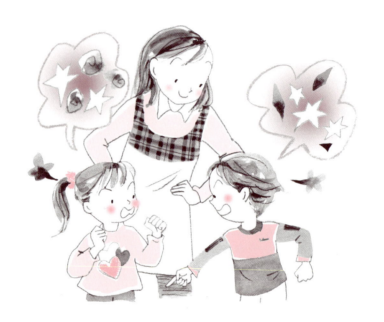

エクササイズ　　自由にイメージしてみてください

私たちは子どものちょっとしたしぐさや表情をかわいいと感じます。子どもに接した時にどんなことをかわいいと感じましたか？また何かしてあげたいと感じた時はどのような場面でしたか？

第6章 子どもの精神発達

学びのロードマップ

この章のまとめ！

- 第1節
  乳幼児の人間関係の発達を学び、保育者として一人一人の子どもたちの発達を理解し支援することの意義について考えます。

- 第2節
  心理・社会的発達の段階による発達課題を知り、その危機を乗り越えるための援助を考えます。

- 第3節
  普段の子どもの様子に合わせて、その発達から子どもの特性を知ること、気になる子どもへの支援として保育者の役割を考えます。

この章の なるほど キーワード

■**アタッチメント**…危機的状況に接した時、また、そうした危機を予知し、不安や恐れの感情が強くなった時に、特定の誰かにしっかりとくっつく、あるいはくっついてもらうことを通して、不安を解消し、安心感を得ようとする欲求や行動を指します。

子どもが心細いと感じた時、ここなら大丈夫だと思える「安全基地」になることが保育者に求められます。

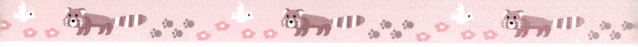

第1節　乳幼児の精神機能の発達と自立支援

　本章では、精神機能の発達における「社会性」を「周囲の大人との関係や子ども同士の関係等の対人関係と自立」と定義します。

1. 乳幼児の精神発達の考え方

　「発達」という言葉を聞くと、発達には運動発達のような「首がすわったら寝返りができるようになる」という同じ発達過程をたどるイメージが強いのではないでしょうか。では、社会性の発達はどうでしょうか。子どもが生まれもった能力、家族、文化などさまざまなことが影響して子どもの社会性は発達するため、個人差も大きいと考えられます。第4章でも学んだように、子どもがさまざまなことをできるようになる月齢には大きな差があります（p.72）。例えば、「知らない人をはじめのうち意識する」時期は、8か月不安（人見知り）ともいわれ、生後8か月前後にみられます。しかし、実際には生後5か月過ぎでみられる子どももいれば、1歳過ぎにみられる子どももいます。育った環境によっては人見知りがみられない子どももいます。したがって、周りの子どもと比べて「発達が遅い」というレッテルを貼らずに、まずはその他の発達の全体像を把握し、個性を理解することが大切です。

2. 乳児期（0～2歳頃）の精神発達と自立支援

（1）生後0～6か月頃
①人への興味・関心

　妊娠期間が長く、出産数が少ない人間以外の動物は、生まれてすぐに自立できる状態で生まれます。それに対して、人間の乳児は歩けるまで約1年かかり、養育者の世話なしには生きられない存在として誕生します。ポルトマン（A. Portmann）は、人間の乳児が未熟で生理的早産の状態で生まれてくると考えました。しかし、人間の乳児は生まれた時に、いろいろな能力をもって生まれてくることが近年の研究からわかっています。例えば、新生児はすでに養育者との絆を深めるための能力をもっています。ファンツ（R. L. Fantz）は2つの刺激を同時に提示し、生後6か月以前の乳児がどちらを多く注視したかを調べ（選好注視法）、乳児は人間の顔のような絵をより注視することを明らかにしました[1]。また、レディ（V. Reddy）は、生後0～4か月の乳児が鏡の自分を見て目と目が合った時に、当惑と照れや微笑といっ

た情動を示したり、無表情の自分と見つめ合った時（収録した動画の視聴）、相手に働きかけようと何度も試みたりと、相手の表情から何かを感じて他者とのかかわり合いを楽しんでいることを示しました[2]。このようなことから、乳児は人に興味関心をもって生まれてきて、自ら働きかける能力[*1]があるといえます。

②親子のコミュニケーション

言葉の発達では生後間もない時は「泣く」ことが何らかの不快な気持ちを伝える唯一の手段でしたが、生後1～2か月頃から機嫌のよい時に「アー」「ウー」などのクーイングがみられるようになります。3か月頃から「バーバー」などの喃語を発するようになり、徐々に喃語が多様になっていきます。養育者は乳児の発話に応答する時や声をかける時に、普段よりも高い声でゆっくりと抑揚をつけて話す傾向があります。これをマザリーズといいます[*2]。マザリーズでは乳児と養育者の情動的コミュニケーションが行われており、久永聡子らによる縦断的研究では、「母親の非言語的な感情表出が児の2.5歳期の語彙表出に影響していたことが明らかになった」と述べており、母親の愛着の高さが子どもの言語発達に影響していると考えられます[3]。

（2）生後6か月～1歳頃

①人への興味・関心

生後6か月頃になると支えられておすわりができるようになり、視野が広がります。レディは生後8か月にはおどける様子（他者から笑いを引き出す行為）が約7割の乳児にみられたといいます[2]。乳児は自分の行動が相手の笑顔を引き出すことに気づいており、相手が喜ぶように行動する能力がこの頃すでに芽生えています。

そして、生後9か月頃に大人との関係性に変化が生じます。この頃から、相手と同じ対象に注意を向けることができるようになります。これを共同注意[*3]といいます。大神英裕がまとめた「共同注意関連行動の出現時期」（図6-1）をみると、この生後9か月頃に「指さし」を理解し始めることがわかります。そして、1歳過ぎには指さしで積極的に相手の注意を引くことができるようになります。指さしは自分の見ているものを相手に伝え、相手に同じものを注視させることができます（三項関係[*3]）。例えば、養育者に「マンマ」と食べ物を指さしすれば、養育者はその指さしの先を見て乳児の意図を予測し「りんご、食べたいの？」と対応し、りんごを取ってくれます。指さしは同じものをお互いに注視するだけではなく、相手に何らかの行動を生起する手段になります。

そして同様に、生後9か月頃は、はいはいができるようになる時期であり、

[*1] 乳児は0～4か月という極めて早い時期から人に関心があり、自分から周りの人に働きかける力があると考えられます。

[*2] 話しかけるのは母親に限らないため、ファザリーズ、ペアレンティーズとも呼ばれます。

[*3] 「共同注意」と「三項関係」は似た概念ですが、少し意味が異なります。共同注意は、相手と関心を共有する対象に注意を向ける能力のことです。対して三項関係は、「自分、他者、対象」の三者間の関係性を示します。

その後つたい歩き、ひとり歩きと行動範囲が劇的に広がります。自分で思い通りに動くことができるようになると、親との密着した生活から少し距離をとることができるようになります。しかし、親は危険を察知してやりたいことを止めたり、「だめ！」と強く注意したりすることが増え、今までにない怖い思いや痛い経験、叱られて悲しくなるなどの経験をします。そのような経験を重ねるうちに、1歳になる頃には判断を迷う時に大人の顔を見るようになります。これを社会的参照[*4]といいます。

②親子のコミュニケーション

　健康に発達するためには、乳児の周りにとても安心できる存在があることが重要です。ボウルヴィ（J. Bowlby）の提唱したアタッチメント（愛着）とは「生物個体がある危機的状況に接し、あるいはまた、そうした危機を予知し、不安や恐れの感情が強く喚起された時に、特定の他個体にしっかりとくっつく、あるいはくっついてもらうことを通して、主観的な安全の感覚を回復・維持しようとする心理行動的な傾向及び、それを支える神経生理学的な制御機序」[5]を指します。このアタッチメントを形成できる特定の大人がいることで、不安な状況でもその人を安全基地として不安を解消し子ども自ら行動できるようになっていきます。このアタッチメントは発達とともにその輪を広げ[*5]、さまざまな人たちとの人間関係をつくる基盤となります。保育者もアタッチメントを形成する一人であり、乳児にとって安全基地になることで、乳児の人間関係に広がりがみられるようになります。

（3）1歳～2歳頃

①言葉の発達

　1～2歳にかけて、歩けるようになり、しゃがんだり立ったり、ちょっとした段差を登ったりと自分で行きたいところに行けるようになり、行動範囲が大きく広がります。また、言葉においても初語から一語文、二語文と言語でのコミュニケーションも発達していく時期です。一語文では、「マンマ」という単語で「マンマ（食べたい）」「マンマ（がある）」など本来の文の構造（主語と述語）があります。発話は一語でもどうしたいのかという意味も含まれているため、自分の気持ちを言葉で少しずつ伝えられる楽しみを感じ、語彙数も徐々に増えていきます。また、二語文では「パパ　カイシャ」（パパが会社に行った）、「ネコ　ナイナイ」（いつもいる猫がいない）など、表現できる内容が広がります。そして、少し前のことなども話せるようになっていきます。

②人とのかかわり

　この時期は自分の思うままに動け、言葉でも、ある程度自分の気持ちを伝

[*4] 社会的参照とは、子どもが社会のルールや物事の善悪を判断するときに、信頼する大人の反応を参考にする行動のことです。

[*5] これを「安心感の輪」といいます。欧米でのアタッチメントに基づく親子関係支援であるCOSプログラムをクーパー、ホフマン、パウエルらが開発し、マービンによって検証し構築されました。これはアタッチメント理論に基づいた乳幼児をもつ養育者へのビデオを用いた介入プログラムです（COS：the circle of secqrity）。

第6章 子どもの精神発達

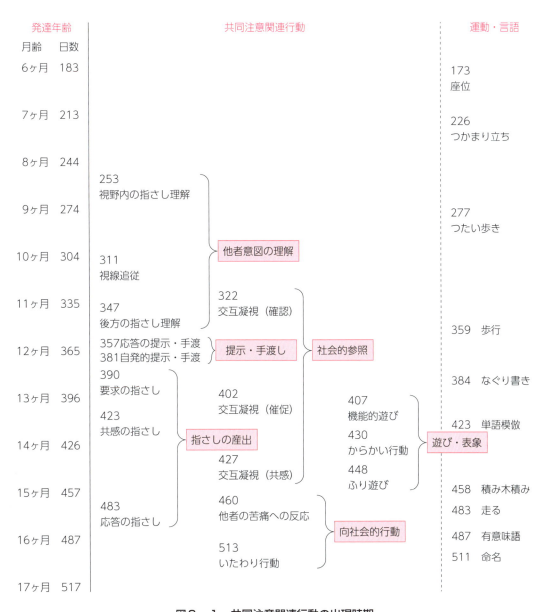

図6-1　共同注意関連行動の出現時期

出典：大神英裕「共同注意行動の発達的起源」『九州大学心理学研究』第3巻　九州大学大学院人間環境学研究院　p.37
　　　2002年

えられるようになります。自分でできることが増えるので、自分でなんでもやりたい気持ちが強くなり、頼もしくなってきます。大人にとっては効率が悪かったり、危ないと感じても子どものやりたい意思は強いため、大人と子どもの間に葛藤が生じます。これがいわゆる「イヤイヤ期」です。例えば、子ども自身では「自分でできる」という自信があってもまだ思う通りにいかないことが多く、思い通りにできずに癇癪を起こす姿などがみられます。しかし、子どもだけでは無理そうにみえるため、養育者が手伝おうとすると「い

やー」と泣き出してしまいます。なぜこんなに言い張るのかと悩んでしまうかもしれません。しかし、これはわがままなのでしょうか。「自分でやりたい」という思いをしっかりともっており、それを実現したいがための行動と捉えることができます。そして、やりたいことが自分なりにできた時の喜びや達成感は次への動機づけとなっていきます。保育者としては、わがままと捉えてしかるよりも、次への動機づけにつながる働きかけが求められます。

3. 幼児期（3〜5歳頃）の精神発達と自立支援

（1）他者の心に気づく

　3歳頃は他者の気持ちと自分の気持ちの違いが少しずつわかっていきますが、まだ自分の気持ちが優先してしまうことも多い時期です。例えば、砂場でAちゃんとBちゃんの2人が一緒に山をつくっています。Aちゃんが相手の了解をとらずに「ここトンネル」といって穴を作り始めると、「Aちゃんが壊した」とBちゃんと言い争いになったりすることもあります。これは相手の気持ちを考えずに、自分のやりたいことを優先した結果起きたことです。この時期は、自分が知っていることが相手は知らないということに気づけないなど、自他の区別がまだ曖昧なところがあります。したがって、自分の思いと他者の思いがどう違うのかを体験的に学ぶことがとても重要になります。そのため、保育者が相手の気持ちを代弁することで相手の気持ちと自分の気持ちが異なることに気づくことが大切です。

　4、5歳頃になると、相手の視点に立って物事を考えることができるようになります。心の理論課題[*6]の一つである「サリー・アン課題」（図6-2）は、「サリーがビー玉をカゴに入れ、部屋から出ていく。アンがビー玉を別のカゴへしまい、部屋から出ていく。サリーが部屋に戻りビー玉を探す。どこを探すか」を問いかける心理検査です[6)]。「サリーは元のカゴを探す」が正解ですが、3歳児の多くは自信をもって今ビー玉が入っているカゴを指します。4歳頃になると通過率が上がり、元のカゴを指すようになります。これは、「サリーが見ていないからビー玉の場所を移したことを知らない」という他者（サリー）の視点を理解しているからだといえます。

（2）個から集団へ

　パーテン（M. B. Parten）によると、子どもの遊びはひとり遊びに始まり、傍観的行動、平行遊び[*7]、連合遊び、協同遊びとなると説明しています（表6-1）[7)]。3〜5歳は、ちょうど平行遊びから連合遊び、協同遊びへと仲間遊びが上手になっていく時期です。

[*6]
イギリスの自閉症研究者、バロン＝コーエン（S. Baron-Cohen）らによって作成されたのが最初です。簡単な物語を語って（演じて）、登場人物の考えを答える課題です。他にもスマーティ課題など、多くの課題が提案されています。

[*7]
複数の子どもが遊んでいる場で、他の子どもの使っているおもちゃと似たおもちゃで同じように遊んでいるものの、お互いは干渉せず、一人一人それぞれで遊んでいる様子のことを指します。

第6章 子どもの精神発達

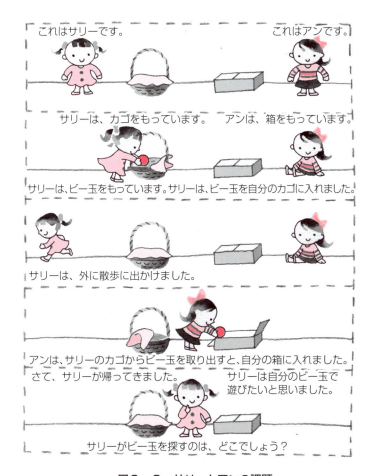

図6-2 サリーとアンの課題

出典：ウタ・フリス（冨田真紀・清水康夫・鈴木玲子訳）『自閉症の謎を解き明かす』東京書籍　2006年

> 📌 **注目ワード**　嘘をつくこと
>
> 　この時期、子どもたちは嘘などもつくようになります。素直に言ったら怒られると予測して「やってないよ」と言ったり、少し見栄をはって「わたしもできるよ」と言ったりするなど、どうにか回避したい、一緒に話したいなどの理由から、子どもたちはその場しのぎで嘘をつくことがあります。ところで嘘は悪いことでしょうか。嘘は、子どもの成長の一つです。しかし、相手にとってよくない嘘であった場合はそのままにできないので、子どもに考えさせる必要があるでしょう。すなわち、嘘を否定するよりもなぜそのような嘘をついてしまったか、その嘘をついたことで相手がどう思ったのかなどを考える環境をつくってあげることが必要です。
>
> 　また、相手の嘘に騙されるふりをしたり、嘘だとわかる嘘をついて「嘘だよ、信じたの？」というような子ども同士の会話もみられます。嘘を楽しむことも相手が違うことを想像していることを予測しており、他者の気持ちを理解することにつながるのではないかと考えると、嘘というよりもゲームのような面白さもあるのでしょう。

3～4歳頃になると、「電車ごっこしよう」など断片的ですがイメージを共有して仲間と一緒に遊ぶことができるようになります（連合遊び）。まだ、明確な役割分担などがないため、トラブルも多くなっていきます。そして、5～6歳頃になると共通の目標をもって仲間と一緒に協力し合って遊ぶようになります（協同遊び）。「（大型積み木で）電車つくろうよ」と仲間に声をかけるとやりたい子どもたちが集まり、「じゃあ、椅子もってくるね」「操縦席つくる」などと、それぞれアイデアを出し合い、役割分担し協力する様子がみられるようになります。

表6-1　パーテンの遊びの発達

あそびの種類	内容
何もしない遊び	何もせず、興味があるものがあれば見るという状態。
ひとり遊び	他の子どもとはかかわることなく、ひとりで遊ぶ状態。
傍観的行動	遊びに参加しないで、他の子どもが遊んでいる様子を眺めている状態。
平行遊び	他の子どもたちと同じ遊びをするが、やりとりがない状態。それぞれ思い思いに遊びを楽しんでいる。
連合遊び	他の子どもたちと一緒に同じ遊びをする状態。遊びの内容についてやりとりやおもちゃの貸し借りはある。
協同遊び	他の子どもたちと目的をもって一緒に同じ遊びをする状態。目的を共有し、役割分担やルールなどがある。

第2節　人間関係の発達にかかわる理論 ―エリクソンの生涯発達理論―

　エリクソン（E.H. Erikson）は、誕生から死に至るまでの心理・社会的発達の段階を8段階に分けました。この人生周期の各段階は順序をとばすことなく、前の段階から次の段階へと発達するという考えであり、これを漸成的発達論といいます[8]。エリクソンの理論では、各階層にその時固有の危機が設定されています。発達課題とは、社会生活を送るうえで生じる人間固有の課題です。発達課題は獲得されなければならないものであり、乗り越えなければならない発達危機がセットとなっています。

1. 乳児期「基本的信頼関係 VS 不信」（0～1歳頃）

　母親の胎内ではへその緒で母子がつながっていましたが、出生によりへその緒が切断されます。そこで再び母子の関係が形成される必要があります。母親（保護者）と子どもの信頼関係が重要であり、安定した信頼関係を築く

第6章 子どもの精神発達

ことがその後の発達に大きく影響を与えます。わずかな不信もその成長には重要となり、その不信を越える基本的信頼関係により、大人への信頼感が育ち成長していきます。

　育児放棄のような「不信」が上回る場合は、基本的信頼感を獲得することができないと考えられます。育児放棄の背景の一因には、母親の育児負担の重さと周りのサポートの問題があります。国立社会保障・人口問題研究所の「第7回全国家庭動向調査」（2022年調査）によると、2008（平成20）年から比べると、第一子が3歳になるまでの妻の育児負担は約7〜9割と大きいことが示されています（図6－3）。「妻が働きに出るときの子どもの世話」では、保育所などの公共機関での世話的サポートが増加します。家庭で乳幼

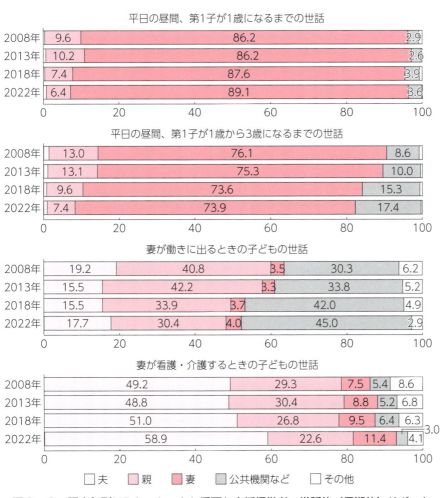

図6－3　調査年別にみた、もっとも重要な支援提供者：世話的（長期的）サポート

注：70歳未満で、子どもがいる有配偶女性について集計。
出典：国立社会保障・人口問題研究所「2022年社会保障・人口問題基本調査　第7回全国家庭動向調査報告書」2024年
　　　https://www.ipss.go.jp/ps-katei/j/NSFJ7/Mhoukoku/kateidoukou7_kekka_20240426.pdf

児の育児をしている母親の相談先としての保育所等の公共の施設を気軽に利用できる環境づくりが求められています。

2. 幼児期前期「自律性 VS 恥・疑惑」（1〜3歳頃）

　1歳を過ぎる頃には歩けるようになり、自分でできることが増えていきます。自律性とは、自分で自分を律する、制御することができるようになることです。例えば、2歳頃にはトイレットトレーニングが始まります。自分で尿意に気づき、トイレで排尿するということができるようになるためには、自分の体の中の感覚を意識し、制御する必要があります。最初はなかなかうまくできないのでたくさん失敗します。それは恥ずかしいという思いを経験し、自信をなくしてしまうこともあります。しかし、それを励まし応援してくれる人がいることで乗り越えていき、成功体験が増えて自信をもてるようになっていきます。それが自律性の獲得へとつながります。そのため、失敗した時に、次はがんばろうと思えるような周りの援助が重要となります。

3. 幼児期後期「積極性 VS 罪悪感」（3〜5歳頃）

　知的好奇心が旺盛な子どもたちは、さまざまな遊びをみつけて、積極的に遊びを展開していくようになります。想像力も豊かになり、集団でも遊び始めるため、遊びもルールをしっかり守らなくてはいけなくなります。また、ルールに気づき、それを守ることの重要性にも気づいていきます。それでも、ルールを破ることもあり、責められたり、けんかをしたり、相手が大人であったらしかられたりすることもあります。すると、約束やルールを守れなかった罪悪感を感じて、遊びが楽しくなくなることもあり、もう遊ばないという気持ちになります。しかし、仲間と遊ぶことが楽しいという経験をたくさんしていれば、自分の非を認め、友だちに謝り、関係を修復し、遊びの輪に戻るようになります。したがって、集団で遊ぶことの楽しさを知るために、保育者は「みんなで遊ぶと楽しいね」という言葉が子どもの口から自然に出てくるような楽しい遊び体験になるように、子どもたちの遊びを援助することが必要となります。

　このように、子どもたちが社会性を身につけるために成長とともに獲得すべき発達課題とその危機がありますが、それを乗り越えるためには周りの大人のサポートが重要なことがわかります。保育者はその重要なサポーターの一人であることを忘れないようにしたいものです。

第6章 子どもの精神発達

第3節　気になる子どもへの支援

1. 保育における気になる子ども

　保育現場において気になる子どもとは、日々の保育を運営していくうえで配慮が必要と感じる子どもたちのことであり、いわゆるグレーゾーンの子どもたちです。例えば、「集団生活でトラブルが多い」という子どもの問題の背景はどのようなことが想定できるでしょうか。①生活習慣が身についていない、生活リズムが乱れているなどの「家庭生活から園生活への移行に課題がある」、②きょうだいが生まれた、親の離婚等で不安定になっているなど「家庭環境の変化によるもの」、③医師から「発達障害[*8]と診断されている（または診断はないがグレーゾーンと思われる）」、④その他に分けて考えることができます。

[*8] 発達障害については、第7章参照。

（1）園生活への移行

　今まで家庭で生活してきた子どもにとって初めての集団生活は大人が思うよりもストレスの高いものです。スムーズに適応できる子どもは多いですが、適応に時間がかかる子どもたちも一定数います。

　まずは保育所や幼稚園が安心できる楽しい場所であるという子どもにとっての「安全基地」にならないと毎日行きたいと思えません。保育者と信頼関係が構築されており、楽しい遊びができる場所である必要があります。それをベースとして、保育者を通して友だちに興味をもち、周りと同じこと（模倣）をしながら保育所や幼稚園のルールを理解していきます。ルールに従わない行動はそのつど、「Ａちゃんの後ろに並ぼうね」など、言葉と行動が一致するように繰り返し伝えていくことで、自分で行動できるようになっていきます。

　次のエピソードは、初めての保育所生活になかなか慣れない子どもが保育者と信頼関係を形成し、徐々に園生活を理解し適応していった過程です。

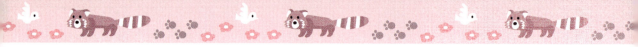

エピソード（1）　信頼関係のめばえ（2歳児5月〜10月）

　4月から保育所に入所してきたトオルくんは母子家庭であり、お母さんは育児に疲れ、全く余裕のない状態でした。入園当初、トオルくんは無表情で視線が合わず、落ち着きなく動き回っており、着替えや着席することなど基本的な生活習慣も全く身についていませんでした。お母さんに聞くと、家でもじっとしていないので追いかけて食べさせていたといいます。

　はじめの1か月間は3名の保育者がかかわっていましたが、トオルくんと関係性ができはじめていたチホ先生が主担当としてトオルくんとかかわることになりました。その頃からチホ先生にトオルくんが甘えるようになっていきます。トオルくんの着替えでは徐々に自分でできることを増やし、彼のものには大好きな車のシールを貼るなどの工夫をし、自分で考えて動けるように環境を構成しました。基本的なことは自分でできるようになると、教室でもリラックスして表情の固さがなくなり、好きなおもちゃもできました。遊びを通して友だちもトオルくんに働きかけるようになりました。

（2）家庭環境の変化

　今まで問題なく生活できていたと思っていた子どもがある時、友だちに暴言を吐いたり、叩くなど攻撃的になったり、イライラしている様子がみられたりすることなどがあります。体調が悪い場合にもそのような状態になるため、まずは体調を確認しますが、これがしばらく続き、その行動の背景が園での問題ではないと考えられる場合は、保護者と連絡をとることが必要となります。子どもの最近の様子を心配に思っていることを伝え、園でどのようなことができるとその子どもにとってよいのかを保護者とともに考えていきたいものです。

　なお、虐待が疑われる場合は保育者一人で悩まず、同僚や上司（主任や園長等）に相談し、園全体で対応について検討する必要があります。保育者は通告の義務がありますので、虐待が疑われる場合は速やかに関連機関へ連絡を入れます。

（3）発達障害（神経発達症群：DSM-5-TR）

　発達障害は「精神疾患の診断・統計マニュアル」（DSM-5-TR）[9]では神経発達症群といい、知的発達症群には知的能力障害・全般的発達遅延他、コミュニケーション群には言語症・語音症・児童期発症流暢症（吃音）・社会的（語用論的）コミュニケーション症他、自閉スペクトラム症、注意欠如多

動症、限局性学習症、運動症群には発達性協調運動症、常同運動症、チック症群他、その他に分けられています。

　診断がある場合は、保育者自らその障害について理解を深める努力をするとともに、保護者からその子どもの家庭での様子を聞き、医師からの話やどのように今まで子育てをしてきたのか、例えばこだわりが強い時にはどのように対応するとうまくいきやすいのかなど、対処法のノウハウを知っておくと参考になるでしょう。なお、保護者から話を聞く時は、園が子育てのパートナーであり、保護者とともに子どもを育てる気持ちであることを伝えていきます。

障害のある子どもへの支援については、第7章も参照してください。

2. 保育者の役割と連携

　保育者はその対象児の保育を考える際に、①現在園でどのような課題を抱えているのか（本人がどのように困っているのか、あるいは周りがどのように困っているのか）、②今までどのような経過で成長してきたのか（生育歴、性格、家庭環境等）、③この先どのように成長してほしいのか（保護者の願い）を把握し、保育者としての願いを明確化して保育計画を作成、実践します。その際、現状の問題だけで検討してしまうと背景にある問題を見逃してしまい、適切な支援に結びつけることができない場合があります。そのため、生育歴や相談歴、性格等の総合的な情報からその子どもを理解したうえで支援を考えていきます。そして、「問題解決」をするという意識だけではなく、今目の前の子どもが日々笑顔で楽しく過ごすために何が必要なのかを考えましょう。

　なお、通常の保育では改善がみられない時に、④専門家や連携先の情報により、今までみえなかった子どもの課題の背景にあることを把握し、子どもに適した保育を検討していくことが可能となります。

　さきほどのトオルくんのエピソードを例に考えてみましょう。①園生活に慣れない、ルールがわからないという本人が困っている状況である、②母子家庭でサポートできるのは母のみ、その母が育児疲れで余裕がない状態である、③自分で自分のことができ、友だちに興味関心をもてるようになることを目標としている、という中で、それを実現する保育として、まずは保育士とのアタッチメント形成、自分の物や場所の理解、どの場所でどうするのかをスモールステップ[*9]にして少しずつできることを増やしていきました。うまくいかないことも多いため、専門家のアドバイスをもらい、保育計画を修正しつつ保育に取り組んでいきました。その結果、トオルくんは自分でできることが増え、友だちへの興味関心ももてるようになっていきました。

*9
スモールステップは、アメリカの心理学者スキナーによって提唱されました。目標を細分化（スモールステップ）にして1つずつのステップを達成することで、最終的に目標へ近づこうとするものです。

次に連携先については、「市町村子ども家庭支援指針（ガイドライン）」[10]によると子どもや家庭をめぐる問題は複雑・多様化しており、早期発見・早期対応と子どもや家庭に対するきめ細かな支援が重要となってきています。そのため、次のようなさまざまな機関と連携を図り、ネットワークを構築して活用していく必要があります。

> 児童相談所、福祉事務所、子育て世代包括支援センター、学校、教育委員会、保健所、市町村保健センター、子ども・子育て支援事業、民生委員・児童委員（主任児童委員）、障害児支援実施事業所等、発達障害者支援センター、児童福祉施設、里親、養子縁組家庭、自立援助ホーム、子ども・若者総合相談センター、地域若者サポートステーション、警察、医療機関、女性相談支援センター、配偶者暴力相談支援センター、法務局、人権擁護委員、民間団体、公共職業安定所、社会福祉協議会、庁内の関係部局
>
> 　　　　　　　　　　　　　　　　　　　　　　等種々の分野の機関

表6－2　支援の手順（例）

①子どもを理解するために包括的な情報を入手する。 　・保育所での様子（どういう場面で問題が生じるのかを観察する） 　・家庭での様子（保護者からの報告） 　・医師等による発達検査等の結果からの客観的データ　等 ②①の情報から、精神や運動機能がどの程度発達しているのかを把握し、得意なこと（援助の手がかり）、苦手なこと（困っていることに直結する原因）などを整理する。 ③②から保育での実際の子どもの姿と照らし合わせ、「こうなってほしい」という保育者の願いを明確化し、どのような援助をすることで伸ばしていくことができるか検討する。 ④保育の中で実際に実施できる援助を検討し、実践する。 ⑤実践した結果を評価し、よい方向に向かっているかを検討する。なぜよい方向に向かったのか、なぜ改善されなかったのかなど振り返り、次の保育に役立つ情報を整理する。

第6章 子どもの精神発達

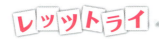 演習課題

Q 本章で学んだことをもとに、考えてみよう。

保育の場面では、保育者から子どもに働きかけ、子どもに応答的に対応することが重要です。保育者として自分だったらどのような働きかけをするか、考えてみましょう。またその働きかけによって、子どもはどのような反応を返してくれるでしょうか。

保育者として、あなたが子どもにとって大切な大人の一人になるために、一人一人の子どもとどのように人間関係を形成することができるのかを考えてみましょう。

保育の活動中にイヤイヤ期の子どもに「いやー」と拒否されてしまった場合、具体的な例を考えて自分だったらどのように対応できるか検討してみましょう。

●発展的な学びにつなげる文献
・遠藤利彦『赤ちゃんの発達とアタッチメント―乳児保育で大切にしたいこと―』ひとなる書房　2017年
　アタッチメントの形成について、保護者や保育者向けにわかりやすく紹介した入門書。

【引用文献】
1）R. L. Fantz, Pattern vision in newborn infants, *Science*, American Association for the Advancement of Science, 1963, 296-297.
2）V. レディ・松沢哲郎・下條信輔他『発達心理学の新しいパラダイム―人間科学の「二人称的アプローチ」―』中山書店　2017年
3）久永聡子・土居裕和・黒田佳織他「マザリーズによる乳幼児の言語発達促進効果に関する縦断的研究」『Human Developmental Research』第30巻　2016年　pp.117-122
4）大神英裕「共同注意行動の発達的起源」『九州大学心理学研究』第3巻　2002年

pp.29-39

5）遠藤利彦「発達：アタッチメント」下山晴彦編『新版心理学辞典』誠信書房　2017年　pp.199-201
6）M. Parten, Social participation among preschool children, *Journal of Abnormal and Social Psychology*, vol.27, American Psychological Association, 1932, 243-269.
7）S. Baron-Cohen, A.M. Leslie, U. Frith, Does the autistic child have a "theory of mind"?, *Cognition*, vol.21（1）, Elsevier, 1985, 37-46.
8）E.H. エリクソン・J.M. エリクソン（村瀬孝雄・近藤邦夫訳）『ライフサイクル、その完結』みすず書房　2001年
9）American Psychiatric Association 原著　日本精神神経学会監（高橋三郎・大野裕監訳）『DSM-5-TR　精神疾患の分類と診断の手引き』医学書院　2023年
10）厚生労働省「市町村子ども家庭支援指針（ガイドライン）」
https://www.mhlw.go.jp/content/000824887.pdf

【参考文献】

服部祥子『生涯人間発達論―人間への深い理解と愛情を育むために―［第3版］』医学書院　2020年

U. Frith, *Autism: Explaining the enigma (2nd ed.)* . Blackwell Publishing, 2003.

北川恵「アタッチメント理論に基づく親子関係支援の基礎と臨床の橋渡し」『発達心理学研究』第24巻第4号　日本発達心理学会　2013年　pp.439-448

第6章 子どもの精神発達

第7章
障害のある子どもへの支援

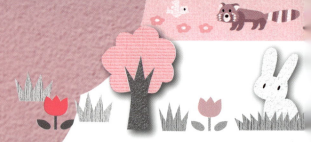

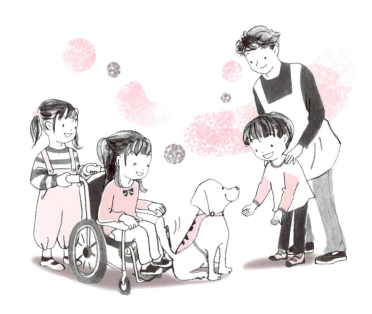

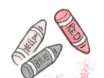

エクササイズ　　自由にイメージしてみてください

あなたが担任をすることになる5歳児クラスに、車いすを使って生活している子どもがいます。あなたならどのようなことに配慮しますか？　具体的に考えてみましょう。

第 7 章 障害のある子どもへの支援

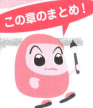

この章のまとめ！

学びのロードマップ

- 第1節
  現代における「障害」の考え方について学び、考えます。

- 第2節
  それぞれの障害の特性と支援について学びます。

- 第3節
  どのような時にでも、心から保護者に寄り添うことができる保育者を目指すため、障害がある子どもの保護者の気持ちを理解します。

この章の なるほど キーワード

■**インクルーシブ保育**…障害のある子どもも、障害のない子どもも、みんなにとって心地よい安心できる居場所がある保育、つまり、どのような子どもも一緒に過ごすことが当たり前の保育のことです。

「インクルーシブ」のもととなる言葉「インクルージョン（inclusion）」、インクルージョンの対義語が「エクスクルージョン（exclusion）」。これは「排除」を意味します。"インクルーシブ保育"は、"排除しない保育"といえます。

第1節 障害とは

1. 障害の捉え方

（1）障害という言葉のイメージ

　障害という言葉を見たり聞いたりした時に、どのようなことを考えますか？　自分自身に障害がない、周りの人に障害がある人がいないと、障害がある人の毎日の生活を身近に知ることができません。しかし、社会の中で使われる障害という言葉に触れることで、そのイメージを感じ取ることになります。「車いすを使う生活は大変そう」「視覚障害の人とコミュニケーションを取るにはどうすればよいの？」。このようなことを感じたことは誰でもあるでしょう。障害があると大変、困る、また、障害があることで人に迷惑をかけると感じることもあるのではないでしょうか。これらは、私たちが障害について正しく知る前の感覚なのでしょう。障害とういう言葉から感じ取るイメージが私たちに強く影響し、本当の障害を知る以前に異なる感覚をもつことにつながってしまうのではないでしょうか。

（2）障害がある人の生活とは
① WHO が示す ICF

　2001年、世界保健機関（WHO）は障害がある人の生活について新しく国際生活機能分類（以下「ICF」）を採択しました（図7－1）。これにより世界全体で障害観が新しくなりました。それまでは、障害のある人は病気などにより体に動かないところがあり、そのために社会生活が不便となり、その人の行動範囲や社会的活動に支障があるとされていました。ところが新しい考え方は、個人の生活は、障害があってもその人が望む生活や社会的活動を社会全体でサポートすることが当たり前とするといった内容です。

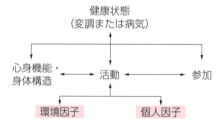

図7－1　国際生活機能分類：ICF（2001）

WHO は「World Health Organization」の略、ICF は「International Classification of Functioning, Disability and Health」の略です。

第7章 障害のある子どもへの支援

 エピソード（1） 車いすで図書館へ

車いすユーザーのアツシくん（10歳）は家の近くの図書館がお気に入りの場所です。毎週日曜日には、近所の友達と一緒に行くことを楽しみにしています。

車いすでもスムーズに通れる道、そして図書館の中にもスロープがあり、車いすの高さでも読みたい本が選べます。

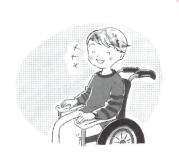

エピソード（1）では、本が好きなアツシくんという【個人因子】、車いすを押して一緒に図書館に行く友達がいるという【環境因子】が、アツシくんのその日の体調が良好という【健康状態】のもと、図書館に行く【活動】に【参加】することが実現できていることになります。

ここで重要なことは、アツシくんがもしもスポーツ好きならば、図書館に行くことよりも、スポーツ観戦や、パラスポーツに参加することが活動の目的になるでしょう。このことから、障害の状況による生活機能をサポートするだけでなく、障害がある人、一人一人の個性や性格、趣味などが十分に生かされた生活を実現することが重要となります。そのために社会全体が正しくかかわる必要があることをこのICFの図で示しています。

②医学モデルと社会モデル

障害があることで生活に不便さが生じますが、その原因は2つに分けられます。

医学モデル（その障害は本人にある）
病気やけがによる心身の機能不全であり、医学的な原因。
社会モデル（その障害は社会にある）
段差の多い建物や音響ガイドのない横断歩道、字幕ガイドや手話通訳がない映像など、社会的な原因。

医学モデルは医療機関などの専門的な対応が必要になりますが、社会モデルは、その改善については社会全体が対応する必要があります。

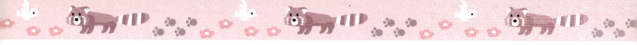

2. 障害を正しく理解する

(1) 個性？ 特性？

　障害を個性と捉えることがあります。しかし、個性というのはその人らしさや自然ににじみ出る性質であり、生活において支障をきたすことは少ないでしょう。しかし障害そのものは生活において困難さが生じます。このことから、障害を個性と捉えることは、障害がある人の生活に対して理解不足ではないでしょうか。障害がある人が自身の特徴として個性と捉えることと、他人が障害を個性と捉えることには違いがあります。なぜならば、社会モデルによる障害は個人レベルではなく社会全体の問題となるからです。

(2) その人を知ることと障害を知ること

　子どもの頃から同じクラスに障害のある友達がいれば、一緒に生活することが自然の流れとなります。さらに仲のよい友達になることもごく普通のことです。それはきっと、障害という状況を理解するよりも先に、その友達と一緒にいることが楽しい、同じクラスだからいつも一緒にいたいなど、毎日の園生活の中で自然に経験することがもとになります。この経験が誰にでもあれば、社会全体が障害について当たり前のことと考えることができるでしょう。しかし経験が少ないと、自分との違いについて分からないままかかわることになります。園生活の中で子どもたちが、自分とは違いがある友達に出会った時、自然と仲良くなることと、その友達がどのような時に困っているのか、その時にはどのようにかかわればよいのか、そのことをごく当たり前に伝えていくことが保育者の大切な役割となるのです。

3. インクルーシブ保育の実践

　私たちの生きる社会は、いろいろな人の集まりであり、誰もが同じ空間にいながら、それぞれの居場所が整えられていることが当たり前となるべきです。<u>すべての人が包み込まれている</u>、これがインクルーシブという考え方です。私達が目指すインクルーシブ保育とは、障害がある子どもが在園するから保育の内容を見直し、環境を整えるのではなく、最初からすべてのことに対応する考えを整えておくことが重要です。困難さを抱えた子どもにも安心と心地よい居場所がある保育、一人一人に合わせた配慮はするけれど区別をしない保育がインクルーシブ保育です。今までの保育の流れや決まりにこだわることなく、合理的配慮により、その場で生活するすべての子どもを主体とした柔軟さが求められています。

第7章 障害のある子どもへの支援

第2節 さまざまな障害の特性と支援について

1. 障害の分類

（1）身体機能障害

　肢体不自由・視覚障害・聴覚障害などの障害は、病気やけがによる原因から、身体機能のどこかに機能不全が生じます。例えば、脳性麻痺により左手足が機能不全のため、歩行が困難になるということです。

（2）知的障害

　知的障害は同じ年齢の子どもと比べると、知的能力の発達がゆるやかで、その状態は軽度から重度に分類されます。ダウン症のように原因がわかる場合と、原因不明の場合があります。生活の中で支援が必要な場面が多く、自分の考えや気持ちを表現することや、記憶すること、推測することなどに困難さがあります。

（3）発達障害

　発達障害は脳の実行機能の障害で、情緒面や行動面の特性により発達段階に歪みが生じ、社会生活の中で困難な状況が発生します。発達障害には種類がありますが、複数の種類が重なり合うことが多く、その重なり方は一人一人が違う現れ方をしています。
　①自閉症スペクトラム症（ASD）
　②注意欠如・多動症（ADHD）
　③限局性学習症（SLD）
　④その他、感覚過敏症、発達性協調運動障害
　現代の保育現場では、発達障害の子どもがどのクラスにもいるという状況であり、保育者は特に、発達障害への理解と正しいかかわり方、必要な支援方法を十分に学び、保育現場で適切に対応することが求められます。

2. 発達障害の特性

　在園する障害児の多くが発達障害の子ども達であるため、ここでは特に発達障害の特性について解説します。

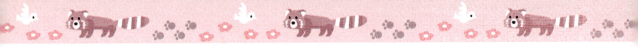

自閉スペクトラム症（ASD）
①人とのかかわりが苦手
- ・視線が合わない　・名前を呼ばれても反応しない
- ・ひとり遊びが好き　・集団行動が苦手
- ・うまく友達関係を築けない

②コミュニケーションがうまくとれない
- ・言葉の発達に遅れや偏りがある　・会話が成り立ちにくい
- ・相手の気持ちに気づかない　・自分の気持ちを伝えるのが苦手

③こだわりが強い
- ・同じ動作を繰り返す　・特定のものに執着する
- ・決まった人への執着　・いつもと違うことや、突然の変化が苦手

注意欠如・多動症（AD／HD）
①集中することが苦手
- ・同じことを何度も指示される　・忘れっぽい
- ・ものの管理ができない

②行動が衝動的
- ・落ち着きがない　・座っていられず立ち歩く　・順番が待てない
- ・高い所が好き　・言葉よりも先に手が出てしまう
- ・話が止まらない

限局性学習症（SLD）
- ・読む、書く、計算、推論、運動など、特定の学習機能のいずれかが苦手。
- ・幼児期は読み書きや計算などに対して興味関心が芽生える時期に当たり、日常的な支援は必要ではないが、同じ年齢の子どもと比べて、文字への興味が遅いことや、簡単なひらがなが形通りに書けないなどの症状がある。

その他（感覚過敏症・発達性協調運動症（DCD））
　発達障害の症状名には当てはまらないが、日常生活の中で強い偏りや困難さがある子どもたちの中に、これらの特性があることが分析されている。あるいはグレーゾーンといわれる子ども達に多く見受けられることがある。

①感覚過敏症
- ・におい、音、味覚、見え方、さわり心地等に苦手なことがある
- ・わずかなにおいにも嫌悪感がある　・苦手な音がすると不安になる
- ・食べられない物がある　・光の加減や見え方が刺激になることがある

・手や体に触れる物に過敏で不快や痛みを感じる
②発達性協調運動症（DCD）
　・極端に不器用　　・一度にいくつもの動作ができない　　・運動が苦手

3．支援方法

　障害の特性を理解すると、障害のある子どもたちの気になる行動には必ず理由があることに気づきます。特に発達障害の子どもたちの困難さは、本人のわがままや、わざとではないこと、個人の性格が関係しているわけではないことを理解しなくてはいけません。そして、子ども一人一人の困難さを軽減し、スムーズな楽しい園生活とするために、一人一人に合った支援方法を実践することが重要となります。

（1）理由をみつける

　うまくいかないことや、困っていること、周囲の人がかかわりづらいと思うことなどが生じた場合は、必ずその理由をみつけます。それぞれの特性が原因となるため、本人の様子をよく観察します。また、観察した内容を記録し、その原因を具体的に把握します。担任だけではなく、子どもにかかわる職員全体で困難さの情報共有とその理由について確認することが必要です。

（2）具体的な支援方法を取り入れる

①分かりやすく伝える
　・一度にたくさんの言葉で指示をするのではなく、短い言葉で伝える。
　・言葉だけで伝えるのではなく、絵カードや写真などを使って伝える。
　・順番や約束等ルールも、マークや絵を使って伝える。
　・どのくらいやるのか、いつ終わるのか、分量や時間を数字やイラストを使って伝える。

②正解を伝える
　・今、やっていいことを具体的に伝える。
　　例：「走っちゃダメ」→「歩きましょう」
　　　　「ふざけないの」→「静かに座ります」

③うまくいかない原因を減らす
　・困難さが生じることを事前に予測し、避ける。
　　例1：運動会の練習に参加しない→参加できない理由をみつける
　　　　音楽が嫌ならば、音の聞こえない工夫をする
　　　　いつもと違うこと（練習）が嫌ならば、事前に動画や写真などで練

習の様子を伝える。慣れるまで少し離れた所から観察させる。

例2：給食の時間に立ち歩く→食べない理由をみつける

偏食のため食べたいものが少ない。給食の時間が嫌なのであれば、食べられるものだけを完食できたら本人の給食の時間を終了にする。食べやすい形状や味に変える（栄養士と相談）。

例3：友達とおもちゃの取り合いになる

自分だけで使いたいのであれば、同じものを用意して本人専用のマークを付ける。一つしかないおもちゃならば順番で使うことを事前に伝える。

友達と一緒に遊びたいのであれば、仲良くできる方法を表情カードや、ルールの図を使って伝える。

（3）一人一人に合った支援を

　ここに挙げた支援方法はほんの一部です。発達障害の症状は一人一人違うことから、困難さの原因も違います。また、支援方法もその子どもに合っていなければ伝わりません。難しく捉えると大変ですが、決してそうではありません。なぜならば、支援方法には決まった答えがなく、たくさんの方法から組み合わせ自由に選ぶことができるからです。うまくいかない時には方法を変えることもできます。何よりも大事なことは、支援の結果、できたこと、成功した時には必ず本人に分かるようにほめることです。オーケーサインやグーサイン等見てわかる方法で伝える。これならば誰にでも実践できます。そして本人の好きなこと、得意なことを支援につなげれば本人の自信や安心感を強めることができます。

 エピソード（2）　白いものしか食べたくない！！（3歳児）

　3歳児クラスのタケルくんは給食が始まるとすぐに席を立ってしまいます。理由は、白いご飯や食パンなど、白いものしか食べたくないからです。好きなものを食べ終わると保育者から「嫌いなものでも一口だけでも頑張ってみよう」と、他のおかずを勧められそうになるため、席を立ってしまうのです。家庭の食卓でも同じように白いものしか食べないとのこと。

　タケルくんには、慣れないことや予定変更が苦手な特性があります。慣れないものを食べることも苦手なようです。これは本人のわがままではなく、食べた経験がないものに対しての強烈な抵抗や、味や食感を想像できないものへの恐怖なのです。

　ある日を境に、保育者は他のおかずを勧めず、食べられるものを多めにおかわりできるようにしました。すると、タケルくんの立ち歩きはなくな

りました。食べられないものがあっても怒られない、一口だけといわれない、この安心感から給食の時間が楽になったのです。

　すると同じテーブルでおいしそうに食べている友達の様子に気づくようになりました。ある日「これおいしいね、私ブロッコリーだーいすき」と言ってパクパク食べているアキちゃんに「ほんと？　おいしいの？」と不思議そうに聞くタケルくん「うん、だって私大好きなんだもん」とアキちゃんが答えました。思わずタケルくんもブロッコリーを見てみると、その日は胡麻和えだったので、胡麻としょうゆがついていました。まずはお茶でブロッコリーを洗い、味を落としてから一口ぱくっと食べてみました。タケルくんは初めてブロッコリーが食べられたのでした。

　その様子を保育者も喜んでほめ、お友達も一緒に喜んで、保護者に連絡帳で伝えると、おうちでもたくさんほめられたようで、嬉しそうなタケルくんでした。その後はキュウリ、ピーマンと緑色の食材が食べられるようになっていったのです。タケルくんの味覚は色にこだわりがあるようです。白から緑へと少しずつ食材が増え、その後、給食の時間の不安がなくなっていきました。

4. 障害のある子どもの健康管理

　子どもたちの健康管理について、保育者は毎日の保育の中で十分留意する必要があります。朝の登園時の視診から始まり、一日の活動の中で変化があった場合にはすぐに対応しなくてはなりません。顔色や食欲、機嫌などからその状況を察することになります。これは障害のあるなしに関係なく、どの子どもに対しても同じであるべきです。ただし、障害による合併症や体調不良の際の症状に特徴があるなど、障害の種類や特性により配慮事項がある場合には、事前に保護者を通して、主治医などとの情報共有が必要となります。なお、常備薬の管理や、応急処置の方法について医師から指示がある場合には、職員全員で把握しておきましょう。

　発達障害の特性のある子どもの中には、自分の体調の変化を言葉で伝えることが苦手な子どももいます。その際には、表情カードや絵カードを使い、自分の症状を説明しやすい手段を選べるように準備しておきましょう。また、自身の体感温度の管理が苦手な子どもにとっては、季節に応じた服装や、暑さや寒さなどの体感温度の調整も保育者が心がけておきましょう。

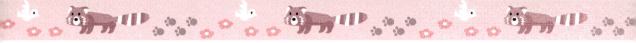

第3節　障害のある子どもの保護者支援

1. 保護者の気持ち

(1) 違いを受け止める時間

　親であればわが子の成長発達の様子に少しでも気になることがあると、たまらなく不安になるものです。わが子がほかの子どもと何か違うと感じた時、どうすればよいのか分からなくなります。わが子に障害があると初めて知った時には「まさか、うちの子が……」と、自分の耳を疑い、その後、障害やその症状から生じる特性を受け入れられるまでにはかなり時間が必要となるでしょう。保育現場で出会う保護者の多くは、子育てを始めてまだ数年しかたっておらず、その段階でわが子の障害を受け入れることはとても辛い状況となるでしょう。この大きな不安の中にいる保護者をどう支えていくのか、どのように寄り添えるか、保育者にとって重要な課題です。

(2) ありのままを受け入れる

　保育者は、子ども一人一人に合わせた支援を考え、保護者との情報共有が必要となりますが、保護者の中には子どもの障害を受け入れるまでの長い時間の渦中という人もいるでしょう。まずは保護者のありのままの気持ちを受け止め、焦らずにかかわることが必要となるでしょう。また保護者の中には、子どもの家庭での様子から、支援の必要性を感じないで過ごしていることもあります。なぜならば、集団生活と家庭生活では環境や状況が違い、子どもの困難さの表出も同じではないからです。特に、発達障害の特性は集団生活の中で生じることが多く、子どもにとって一番落ち着く家庭生活や、家族との時間では困ることが少なくなります。そのため、保護者が子どもの特性に気づくことに時間がかかるといえます。このことも含めて、保護者のありのままの姿を受け入れていくことが大切です。

2. 保護者に寄り添える支援

(1) 大切なことは2つ

　保護者の中には、わが子の特性に目を向けることが辛く、保育者との情報共有に時間がかかることがあります。できれば保護者と一緒になって子どものために必要な支援や関係機関との連携を進めることが望ましいのですが、それも難しい状況となります。特に保育現場ではそのような時間が長く続くこともあり、その際には2つのことに留意する必要があります。

第7章 障害のある子どもへの支援

①支援方法を伝える

　園生活での困難な場面に際して、保育者が実践している支援方法を伝えます。例えば「お子さんにとって帰りの支度が難しいので、絵カードで順番を伝えていますが、少しずつできるようになりました」「お友達の遊んでいるおもちゃをすぐに使いたくなってしまうので、ルールを絵に描いて確認しています」など、難しいことや困難な状況があることを伝え、必ずその時の園の対応を具体的に伝えます。これは、支援が必要という状況ではあるけれども、その対応方法があり、園では実践しているということを理解してもらうのです。そして必ず、できるようになったこと、頑張っている様子を褒めることで保護者の安心感につながります。

②種まき

　保護者がわが子に個別の支援が必要と感じていなくても、子どものその先の社会生活の中で、いつかは支援の必要性に気づく時が来ます。保育者が就学前に特性に気づき支援の必要性を保護者へ伝えていましたが、専門的に療育や支援につながったのが小学4年生になってからというケースもあります。かなり時間がかかってしまいましたが、保育現場で保護者に伝えていたことで、保護者の中でも時間をかけて受け止めることができたのです。これは園生活の期間に、きちんと保護者へ種まきができていたことになります。以上のことから、保護者へ不安ばかりを伝えるのではなく、一人一人に合わせた支援方法が必ずあるということ、園生活では子どもの特性を理解して既に支援をしているということを伝えることで、保護者に少しでも安心してもらうことになるのです。"困ったことがあるから大変な子ども"と捉えられることが保護者には一番辛いことです。困ったことがあっても誰かに相談できる、うまくいくための方法があると分かってもらえることで保護者に寄り添うことができるのだと考えます。

（2）専門機関との連携

　園生活からみえてくる集団生活の中での困難さは、保護者になかなか伝わらないことが多く、保育者だけでは解決できないこともあります。園全体で巡回相談などを利用することになりますが、これは専門的な関係機関を通じて保護者に子どもの様子を理解してもらうタイミングとして利用できます。園でも対応に悩んでいる事実と、それに向けて解決するために専門機関との連携が必要となることなど、子どもの困難さに向き合う姿勢を伝える。それは、保護者も困っていることがあれば、同じように専門機関につながることができると知ってもらうことにつながります。園も保護者も同じ方向を向いている、同じ立場になることがある。これこそが、少しでも保護者に寄り添

えるきっかけとなると考えます。また、これから先は医療的ケア児の受け入れについても、専門機関との連携が必要不可欠となり、自治体・医療機関・保護者と保育現場のかかわりを強めていくことになります。

エピソード（3）　大好きなABCがいっぱい（4歳児）

　4歳児クラスから幼稚園に入園したダイチくん。親子遠足の後に、クラスで遠足の絵を描くことになりました。みんなは、大型バスに乗っているところや、公園でパラバルーンをやっているところや、お母さんとお弁当を食べている場面など、楽しかった様子を描いていました。ところがダイチくんが保育者のところにもってきた画用紙には、画面いっぱいに色とりどりのアルファベットや数字が描かれていました。ダイチくんは遠足の絵よりも、大好きな文字をたくさん描きたかったようです。「これで出来上がり？」と保育者がたずねると、嬉しそうな顔で「うん」とうなずきました。

　園全体で子どもの描いた絵を廊下に展示することになっていたので、保育者は次の日からクラス全員の絵を飾りました。するとダイチくんの母親が「うちの子の絵だけなんで違うのですか？」と心配そうに尋ねてきました。ダイチくんが楽しそうに描いていた様子を話してみましたが、母親にとってはこの「違い」がとても辛いものとなりました。

　夏休み明け、子ども達は夏休みの思い出の絵を描くことになっていました。ダイチくんは遠足の絵のように、大好きなABCや１２３など文字や数字をクレヨンで楽しそうに描いていました。その日のお迎えの時、母親にダイチくんの描いた絵を見せてほしいと頼まれたため、保育者が絵を見せると、すぐにダイチくんを呼び、「なんで海の絵を描かなかったの？お母さんとたくさん練習したでしょ」と怒ってしまいました。母親に事情を聞いてみると、夏休みに家族で行った海の絵を描くように、家で母と一緒に何度も練習したとのことでした。

　ダイチくんは好きな遊びにこだわりがあり、人とのコミュニケーションが苦手で、自由活動の時間は友達と一緒に遊ぶよりも一人でじっと好きな本を見ています。園ではダイチくんの様子から特性があるがグレーゾーンのため、様子を見守ることにしていました。こだわりが強くてもダイチくんのよさや園生活を楽しんでいる姿から日々の様子を見守っていましたが、母親にとっては他の子どもとの違いがあること、それがどんなに小さくても受け入れられないほど辛いことだったのでした。

第7章 障害のある子どもへの支援

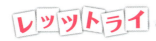 ・・・・・・・・・・・・・・・・ **演習課題**

Q エピソードを読んで考えてみよう。

ホップ
エピソード（2）「白い物しか食べたくない」（p.116）を読んで、気になったことは何ですか？　具体的に書いてみましょう。

_____
_____
_____

ステップ
「ホップ」で書き出したことが、なぜ気になるのかを考えて書いてみましょう。

_____
_____
_____

ジャンプ
「ステップ」で書いたことをもとにグループで話し合ってみましょう。

_____
_____
_____

● 発展的な学びにつなげる文献
- PriPriパレット編集部編『プリプリパレット』（隔月発行）世界文化社
  発達支援のための保育雑誌。保育の中の困難さのテーマ別特集や、支援方法の具体案の紹介など、毎日の保育の支えになることが掲載されている。

【引用文献】
1）TOKYO PLAY『公園のこと　みんなの声から始めよう！』東京都公園協会　2021年
2）同上

【参考文献】
司馬理英子『最新版アスペルガー・ADHD発達障害シーン別解決ブック』主婦の友社　2019年
二本柳覚『図解でわかる障害児・難病児サービス』中央法規出版　2023年

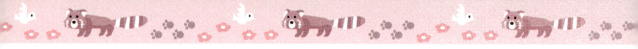

コラム ホイクとホケン⑤

インクルーシブな公園に行ってみよう

　2020（令和2）年12月、東京都世田谷区にある都立砧公園に、都立公園で初めてとなるユニバーサルデザイン遊具の広場「みんなのひろば」ができました。ひろばには、ちょっと変わった形の遊具があります。ブランコやシーソー、回転遊具など、初めてみる形の物ばかりです。なぜでしょうか？

　ここは、「障がいのあるなし・性別・年齢・ルーツに関わらず一緒に遊べる」[2)]空間として造られました。車いすでもベビーカーのままでも、大人も一緒に使える遊具もあります。公園ですが、音を楽しむ遊具や、じっと静かに過ごせる場所もあります。1番人気は、安全ベルト付きの椅子型タイプや円盤型のブランコです。これは障害のある子どもも安全に使える形ですが、障害のない子ども達にも魅力的で、親子でも一緒に遊べます。この公園の遊具はみんながそれぞれの方法で楽しめる物ばかりで、誰もが一緒に遊べる公園です。この「みんなのひろば」から、いろいろな友達と一緒に遊ぶ経験が増えれば、子どもの頃から自分と違う友達がいることを当たり前と感じて育つことができることでしょう。それは、これからの時代にとても大切な感覚なのではないでしょうか？

　今、全国にユニバーサルデザインの遊具を揃えたインクルーシブな公園が増えています。遊具一つでも、ユニバーサルデザインの遊具に交換している所もあります。ぜひ、みなさんも近くのインクルーシブな公園に遊びに行ってみて下さい。

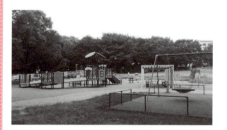
都立砧公園　みんなのひろば

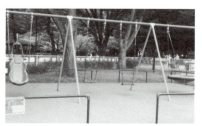
ブランコ左：安全ベル付き　右：円盤型

第**7**章 障害のある子どもへの支援

第8章
子どもの生活習慣の支援

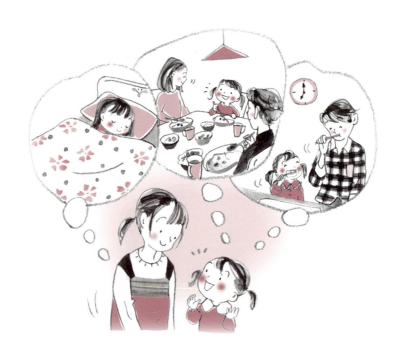

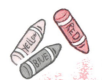 **エクササイズ**　　　自由にイメージしてみてください

　寝る・起きる・食事をする・排泄する・着替えをする・身だしなみを整える・清潔にするという基本的な生活習慣を確立することは乳幼児期の子どもにとって、とても重要なことです。では、どうして基本的生活習慣の確立が重要なのかを考えてみましょう。

第8章 子どもの生活習慣の支援

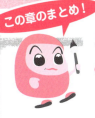

この章のまとめ！

学びのロードマップ

- 第1節
  生活習慣の大切さを理解し、子どもが望ましい生活習慣を身につけるための保育者としてのかかわりを学びます。

- 第2節
  乳歯の役割、重要さ、そしてその歯を守るための口腔ケアの方法を学びます。

- 第3節
  好き嫌いや偏食のある子どもへの対応など、保育者にとって悩ましく感じる問題を取り上げながら、乳幼児期の食生活習慣の確立について学びます。

- 第4節
  子どもの発達に応じたトイレトレーニングの進め方を具体的に学びます。

この章の なるほど キーワード

■「**基本的生活習慣の確立**」…一般的に「食事」「睡眠」「排泄」「清潔」「衣服の着脱」の5つを指します。規則正しい生活リズムの中で、自分のことを自分でできるようになることが目標です。

あなたは規則正しい生活リズムの中で生活できているでしょうか？ 学びながら、自分の生活習慣も振り返ってみましょう。

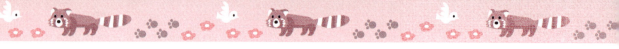

第1節　基本的生活習慣の確立の意義および保育

1. 基本的生活習慣の確立とその意義

　基本的生活習慣とは一般的に「食事」「睡眠」「排泄」「清潔」「衣服の着脱」の５つを指します。これらは、身体が健康に成長するためだけではなく、心地よく生活するために不可欠なことです。そして、社会の中でほかの人とうまくやっていくためにも不可欠です。基本的生活習慣の確立は乳幼児期にだけ重要なことではなく、子どもが生涯を通じて、健康でいきいきと生活するためにとても重要なことです。

2. 生活習慣の確立の時期と保育

　就学前には「自分のことは自分でできる」ことを目標に生活習慣の確立を進めていきます。生活習慣を確立するには、大きく２つの側面からのアプローチが必要です。１つ目は、子どもの発達・発育という側面です。２つ目は大人（保護者や保育者）が子どもに教育的なかかわりをするという側面です。子どもの成長の様子に合わせて最適な時期に教育的なかかわりを行うことで、大人と子どもの双方が無理や苦労をせずに生活習慣を身につけることができます。生活習慣の確立の途中は、うまくできずに失敗することがよくあります。失敗は子どもにとって辛いことです。大人は子どもに対して、失敗を責めたり落ち込んだりせずに、成長へのプロセスとして温かく見守りましょう。そして、自分でできた時には子どもの「できた！！」という達成感やうれしさを一緒に共有しましょう。生活習慣の確立のプロセスの中で「失敗したら、またやり直せばいい（その先に成功がある）」、そのような目標達成能力、そしてレジリエンス[*1]を育ててあげることが大切です。

[*1] レジリエンスとは、「回復力」や「復元力」「弾力性」を意味する言葉です。心理学では「精神的回復力」という意味で使われています。

第2節　歯の発達とケア

1. 歯の発達

（1）乳歯の発達

　歯は乳歯と、それに代わる永久歯に分けられます。乳歯のもとになる芽（歯胚）は、妊娠７、８週目からでき始めます。永久歯のもとになる芽（歯胚）

第8章 子どもの生活習慣の支援

も妊娠4〜5か月頃からでき始めます。乳歯は全部で20本です。最初の乳歯は、生後6〜8か月にかけて下の中央（前歯）から生えてきます。この時期になると、赤ちゃんは大人が食事をしていると羨ましそうにするなど、食べ物に興味をもち始めるため、離乳食を開始します。歯が生える時期には個人差があります。

エピソード（1）　パパとママの顔が怖〜い（1歳6か月児）

ユウマくんはパパやママが歯ブラシを持つだけで泣いて逃げ出し、必死に抵抗をします。仕上げ磨きの時間はパパとママも気持ちが重くなります。そこで、保育所の担任保育士に相談したところ、「歯磨きの時、パパやママの顔が鬼のような怖い顔になっていませんか」と言われました。
　もしかしたらユウマくんは歯磨き自体が嫌いなのではなくパパやママの顔が怖くて泣いていたのかもしれません。

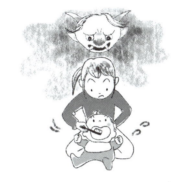

（2）永久歯の発達と乳歯

永久歯は第三大臼歯（親知らず）を含めて32本です。ただし第三大臼歯は、生えそろわない人もいます。乳歯から永久歯への生え変わりは、一般的に6歳頃に下の前歯が抜け、その頃に6歳臼歯（最初の永久歯である奥歯）が生え始めます。そして、第三大臼歯を除いた全ての永久歯が生えそろうのはだいたい14歳頃です。乳歯の生える時期と同様に永久歯の生える時期やタイミング、順序には個人差があります。

第三大臼歯は、「親知らず」の他に、「智歯」とも呼ばれます。

2. 歯の生え変わり時期の注意点と保育

（1）歯が抜けそうなとき

乳歯は、グラつき始めてからすぐに抜けるわけではありません。また、乳歯を無理に抜くと、歯根が途中で折れたり歯茎に傷がついたりする可能性があります。グラグラからブラブラになって自然に無理なく抜けるのをじっくりと待つことが大事です。

（2）乳歯が抜けた時

①出血の対応

乳歯が抜けたあとに出血が見られることがあります。その際は、清潔なガーゼやハンカチを歯茎にしっかり押しつけ、圧迫止血をしましょう。乳歯が抜けたあとの口腔内の消毒は、基本的に必要ありません。

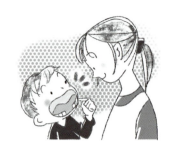

②乳歯を保管する時

乳歯を記念品として保管したいと考える保護者が増えています。そのため、保育中に歯が抜けた場合、抜けた歯は必ず自宅に持ち帰ってもらいましょう。

3．乳児期の口腔ケア

（1）歯の生え方に応じた口腔ケア

①0～6か月は歯が生えるまでの準備期

授乳後の口の中は、唾液がきれいにしてくれます。スキンシップを通して、口元や歯茎に触れることで、歯磨きの準備をしましょう。

②6か月～9か月は歯が生え始める時期

このころは唾液の分泌が盛んなので、歯ブラシを使わなくても汚れはつきにくい時期です。離乳食のあとに湯冷ましを飲ませたり、指でやさしく口の中をこすったり、ガーゼ磨き（湿らせる）で十分です。

③1歳ころは上下4本の歯が生える時期

上の前歯は唾液が届きにくいので、汚れがつくと自然には落ちにくいです。1日1回機嫌のよいときを選んで歯ブラシで磨く習慣をつけ始めましょう。

④1歳6か月ころは奥歯（第一乳臼歯）が生える時期

1歳が過ぎて離乳が完了するころには、奥歯（第一乳臼歯）が生え始めます。奥歯の「かむ面」の汚れに虫歯菌が定着しやすいため、歯磨きが必要です。この時期から歯ブラシで磨く習慣をつけられるとよいです。とくに夜寝る前の歯磨きが虫歯予防には重要になるので、歯磨きが寝る前の儀式の一つになるとよいです。

⑤2～3歳は乳歯20本完了の時期

この時期の子どもは自我が芽生え、「イヤイヤ」と主張をする一方で、「（自分で）ヤルヤル」と主張する時期でもあります。子どもだけで「磨きなさい」というのではなく、家族みんなで歯磨きを一緒にするなどして、歯磨きをしたい気持ちや意欲を育てましょう。また、1日1回は保護者が仕上げ磨きをして、しっかりと汚れを落としましょう。

（2）歯磨き粉の使用

　子ども用歯磨き粉は、うがいが上手にできない子どもでも問題なく使えます。歯磨きに使う程度のフッ素の量は、飲み込んでしまっても心配は不要です。だからといって、歯磨き粉を「辛い」といって嫌がる子どもに、無理に歯磨き粉を使う必要はありません。パッケージにデザインされたキャラクターや、好みの味の歯磨き粉を「子ども自身が選ぶ」経験を重ねていると、歯磨きが楽しくなります。同時に子どもの自我の発達も促します。

第3節　食と身体的・社会的・心理的側面からみる保育

1．食事と生活習慣

（1）子どもにとっての食事の意味

　口は単なる食べ物の入口ではなく、とても大切なセンサー（感覚器官）です。いろいろな食品を食べる体験や家族や友達と一緒に食事をする楽しい体験は、子どもの五感を刺激し豊かな成長を育みます。

（2）早寝・早起き・朝ごはんが大切な理由

　人の脳の中には体の一日のリズムを作る体内時計があります。この体内時計は光の影響を受けているので、人は昼間に活動し、夜は眠るようにできています。しかし、この体内時計は24時間より少し長いため、放っておくと少しずつズレていきます。それを24時間にリセットしてくれるのが、「朝の光」と「朝食」です。体内時計がズレたままでリセットされないと、体温やホルモンの分泌などの調整がうまくいかなくなります。そして「時差ぼけ」のような状態になり、ボーっとしてやる気がでないなどの不調が起きます。

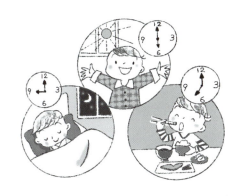

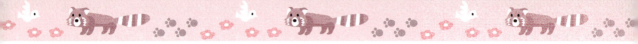

（3）朝ごはんを食べよう

　人は寝ている時は体温が下がっています。それが朝ごはんを食べて体の中で熱が作られることで体温が上がります。体温が上昇すると元気に活動ができます。朝ごはんを抜いて、体温が低いままだと脳も活発に動きません。そのため、午前中から眠くなったり、あくびをしたりして元気に遊ぶことができません。朝ごはんを食べることで、全身にエネルギーが行きわたって動きやすくなり、一日を元気にスタートできます。

（4）味付けと味覚

　小さい頃から日常的に濃い味付けのものに慣れてしまうと、食材本来の味や薄味の料理がおいしく感じられなくなり、濃い味のものばかりを好むようになってしまいます。濃い味付けの食べ物は塩分や糖分をたくさん含んでいるので、虫歯や肥満などのリスクが高くなります。また、大人になってから生活習慣病になるリスクも高くなります。そうならないためにも、特に乳幼児期は薄味を心がけることが大切です。

2. 偏食と保育

（1）偏食と好き嫌い

　偏食とは、一般的に特定の食品を嫌って食べない、あるいは限られた食品ばかりを好んで食べるような偏った食事をすることです。小さな子どもは、「偏食」と「好き嫌い（食の好み）」の区別は非常に難しいです。偏食は生まれつきの感じ方の違いなどが原因である場合もあるので、本人の努力や親のしつけで改善できないこともあります。偏食と正しく向き合うためには、まず何が原因になっているのか、そしてその原因が本人の努力や周囲の工夫によって軽減できるのか、ということを考えて対応する必要があります。

（2）偏食の原因

　偏食の原因はさまざまです。ここでは5つを取り上げます。
①口腔機能の発達に原因がある
　口腔機能の発達に遅れがあると口や舌をうまく動かせないため、固形物や硬いものを噛むことや飲み込むことが上手にできないことがあります。
②食器・スプーン・フォーク・箸などがうまく使えない
　箸やスプーンを使いこなすには、手指の器用さが必要です。運動機能の発達がまだ十分に確立されていない子どもにとって、食器を使って食事をすることは難しく面倒なことです。

③感覚過敏がある

子どもの感覚は発達の途中なので、感じ方に大きな偏りがみられることがあります。この感覚の偏りには、特定の感覚の刺激を過剰に受け取る「感覚過敏」と、逆に感覚の刺激に対する反応が鈍くなる「感覚鈍麻」があります。「味覚過敏」や「嗅覚過敏」などは偏食につながる場合があります。

④強いこだわりがある

発達障害の特性の一つに強いこだわりが挙げられます。このこだわりが偏食の原因となる場合があります。例えば、毎日同じ食品ばかりを食べ続け、他の食品に興味をもたない。同じ食品の中でも特定のメーカーのものだけを好み、メーカーが変わると食べないなどです。初めて食べた特定の食品に違和感をおぼえると強い嫌悪感を抱き、その後一切同じ食品を口にしないようになることもあります。

⑤触覚防衛反応がある

味覚の中の、「酸味」と「苦味」は体に危険なものを教えてくれるサインとして認識する本能が備わっています。子どもが苦味のある野菜や酸っぱいものが苦手なのは、本能的にこのような味を回避するためだといわれています。

エピソード（2）　感覚過敏（5歳児）

ヒナちゃんは苺が苦手でした。大人になった時に「苺の表面にあるツブツブがクローズアップして見えて気持ち悪かったから嫌いだった」と教えてくれました。今は平気になったから苺が大好物だそうです。

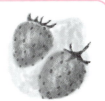

（3）偏食への対応

偏食は体質や感覚が原因になっていることも多いので、無理矢理食べさせることは好ましくありません。拒絶して嘔吐したり、恐ろしい記憶となって余計に食べられなくなったりします。そうなってしまうと、「食べること」自体がストレスになり、食事を楽しむことができなくなります。子どもの偏食を改善するには、楽しい食事の時間を過ごす中で気がついたら食べていたというようになることが理想です。

①小さく、柔らかく調理する

食材が小さくて柔らかいと、飲み込むまでに時間がかかりません。そのため、口の中で味を感じている時間が短くなります。

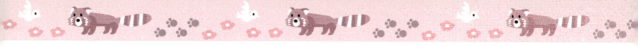

②周囲が美味しそうに食べる

　周囲が食事を楽しむ姿を見せることで、「これは食べても安心なんだ」という食に対する安心感や好奇心を引き出すことにつながるかもしれません。

③褒める

　一口でも苦手な食品が食べられたら「すごい！食べられたね」と思いっきり褒めてあげましょう。この時、言葉だけではなく、保護者や保育者が嬉しそうに喜ぶ（表情やしぐさ）ことが大切です。子どもは褒められたことが自信になります。その自信が、次も食べてみようという意欲を引き出します。

3. 食と文化

（1）季節の食と健康

　医食同源という言葉があります。これは漢方の用語で「食べるものと、薬になるものの源は同じ」という意味です。私たちが健康を保つうえで「何を食べるか」を考えることはとても大切なことです。季節の旬の食材には、身体の調子を整える作用があります。春・夏・秋・冬のそれぞれの季節を感じる食材を取り入れた食事や季節の行事食は日本の気候風土から生まれた独自の文化としてだけではなく、健康な身体づくりに役立つ生活の知恵でもあります。生涯にわたる健康づくりのために、子どもの頃から季節の旬の食材を使った料理や季節の行事食に親しめるとよいです。

夏が旬の野菜といえば、きゅうりやトマトなどがあります。きゅうりは水分が豊富で、体のほてりを冷まし、のどの渇きを潤す効果があります。

（2）食事のマナーと多様性

　外国籍の子どもが増える中で、和食独自の「正しいお箸の使い方」を子どもにしつけることが大切かどうかについては、さまざまな意見があります。しかし、和食には食事中の「箸使い」のマナーを大切にする作法があります。それは、お箸を正しく使うことで食事中の食べこぼしが減りキレイに食事ができるからです。そのため、正しくお箸を使えることは、皆で気持ちよく食事をするという社会性を身につけることにつながっていきます。お箸の持ち方など食事のマナーの確立を通して社会性を育めるとよいです。

　お箸を正しく使えるようになるには、手指の運動機能の発達が必要です。一般的には3歳を過ぎた頃から始めるのが適していますが、個人差があるので、子どもの成長の様子に合わせて始めましょう。まずは大人が正しく箸を使うことで、子どもたちに引き継がれていきます。

第8章 子どもの生活習慣の支援

 エピソード (3)　保育実習までの努力

大学1年生のマサミさんは、お箸の持ち方に自信がありません。「保育実習で園児と一緒に給食を食べる前に、正しく箸を持てるようになりたい！」と思ったマサミさんは、SNSの動画を見て練習をしました。そして、大学3年生の保育実習が始まる頃には見事に"正しい箸使い"に自信がもてるようになりました。

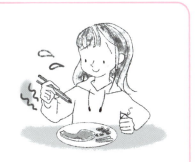

第4節　排泄と身体的・社会的・心理的側面からみる保育

　トイレで排泄できない大人はいません。だから、焦らずに、失敗を楽しむような気持で進められるとよいです。

1. トイレトレーニングを進めるための条件

(1) トイレトレーニングとは

　トイレトレーニングは排尿するための姿勢、排尿後のふき取り、下着のおろし方など、トイレで排尿する仕方を覚えるためのトレーニングを行うことを意味しています。ですので、大人に置き換えてイメージするなら、尿検査の際に尿が膀胱にたまっていないのに採尿してきてくださいと言われるような、排尿を強制するものではありません。

(2) 子どもと大人の排尿の仕方のちがいについて

　2～3歳頃までは大人と異なり、膀胱が未熟な状態で、反射的に排尿しています。そのため尿がたまるとすぐ排尿してしまいます。子どもが排尿している時は、膀胱の内側の圧力が高くなっていること、つまり、力んでいる状態です。大人の場合は力を抜いて排尿できますが、2歳くらいまでは排尿するには力む必要があります。3歳以降になると、排便は力を入れますが、排尿は基本的に力を抜いて行えるようになります。

133

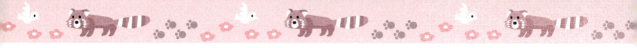

 エピソード（4）　ウンチかと思ったら（2歳児）

> レンくんはパパと公園で遊んでいます。急にレンくんがじっとして動かなくなり、顔を赤くして力んでいます。パパは「ウンチ？」と慌てました。その瞬間、シュワッ〜っとパンツが濡れました。ウンチではなくてオシッコだったのです。オシッコをする時に力む姿をみたパパは驚いたけど、とっても可愛いなと微笑ましく思いました。

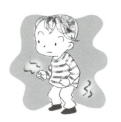

（3）トイレトレーニングの開始時期

　力まずに排尿できるようになることを念頭におくと、トイレトレーニングは2歳半以降に焦らずに行って大丈夫です。しかし、多くの育児書等では、トイレトレーニングの開始目安が"1歳半から2歳頃"と表記されています。基本的には、子どもの成長の様子に合わせ、無理強いしないで焦らずに進められるとよいでしょう。

一般的なトイレトレーニングの開始の条件
①大人に対して意思表示ができるようになること
②オシッコと次のオシッコとの間隔が2〜3時間あくようになること
③トイレまで歩けて、便座やおまるに座ることができること

---

2. トイレトレーニングの進め方

　トイレトレーニングは、いきなりオムツをはずしてトイレに座らせるのではなく、子どもの成長の様子に応じて段階を踏んで進めていきます。

（1）おしっこやウンチはトイレでするものだと教える

　トイレが親しみやすく安心な場所であることが大切です。パパやママが一緒にトイレに連れていってあげて、オシッコをしている姿をみせてあげると、「オシッコ（ウンチ）はトイレでするんだ！」と理解しやすいです。また、トイレが終わった時に、子どもに流させてあげると、トイレが楽しく「自分もトイレでしたい」と意欲がでてきます。

（2）オマルに興味を持たせる

　オマルに無理やり座らせる必要はありません。まずは興味がもてるように

第8章 子どもの生活習慣の支援

なれば大丈夫です。そして、オマルに興味がもてるようになったら、服を着たままオマルに座る練習→オムツを外した状態でオマルに座る練習→おむつにしたウンチをオマルに移し、ここで初めて、オマルがオシッコやウンチを貯める場所だと教えてあげます。そして、オマルを一緒にトイレに持っていき、便器に移した後には、子どもに水を流させてあげましょう。

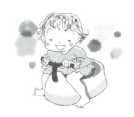

（3）トイレに行く意味が分かる

オマルに座れるようになったり、トイレでオシッコやウンチを流すことを喜んでやれるようになったら、「オシッコやウンチはトイレでするんだよ」とトイレに行く意味を教えてあげましょう。

（4）オシッコやウンチのサインを見逃さない

成長とともに、オシッコやウンチをしたくなる感覚が自分でも分かるようになります。そして、モジモジしたり、ソワソワしたりなどのサインが出たら、オマルに座るように誘いましょう。オマルにオシッコやウンチができなくても大丈夫です。この時期にオムツをトレーニングパンツに変えると、オシッコした後に濡れた感覚が残るので、モゾモゾした感覚がオシッコをしたい感覚なんだと、子どもが分かるようになります。

（5）成功体験を大切にする

自分からオムツを脱げたら、「すごい！」と褒めてあげましょう。オマルでオシッコやウンチができたら、さらに「すごい！」と思いっきり褒めてあげましょう。褒められるうれしさと、達成感でやる気が出てきます。でも、毎回成功するとは限りません。失敗した時に、保護者や保育者がしかったり過度に落ち込んだりすると、子どもは挫折感や羞恥心を感じます。「失敗したら、次に頑張ったらいいよ」と温かく励ます触れ合いの中で、子どもの目標達成能力を育ててあげることもトイレトレーニングの大切なことです。

（6）トイレは楽しい健康習慣

乳幼児期は自分の身体の感覚刺激を通して自我の発達が進む時期です。子どもが、「オシッコ」や「ウンチ」を通して自分の身体に興味をもつことは「生きている自分」を感じている証拠です。そのため、「オシッコ」や「ウンチ」は子どもにとっては必ずしも「汚いもの」ではありません。子どもにとっては自分の身体の中から出てくる不思議で面白いものです。いつまでも続

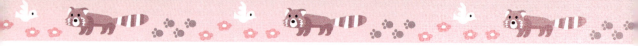

くことはない「ウンチ好き」の時期です。「オシッコ」や「ウンチ」や「おなら」などを扱った絵本も大好きです。これらを題材にした絵本や歌を大人と一緒に楽しむことで自然に排泄習慣が身につくとよいです。

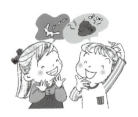

3. トイレの環境

（1）トイレの様式と排泄の仕方

　家庭のトイレのほとんどは洋式トイレです。そして、家庭のトイレでは男性も座って用を足す人が多くなっています。しかし、公共施設には和式トイレがありますし、男性用の「小便器」は立って使います。「和式トイレも洋式トイレも使える」とどこに行っても困りません。男の子は「立ってでも座ってでも排泄できる」とよいです。

（2）身体の大きさに合ったトイレを選ぶ

　オマルは身体が小さくても両足が床につくので姿勢が安定して力が入ります。ただし、オマルは使うたびに洗わなくてはいけないため手間がかかります。一方、補助便座は「トイレに入る→便座に座る→紙で拭く→水を流す」というトイレの一連の動作が覚えられます。また、排泄後にそのまま流せるので手間がかかりません。しかし、補助便座に座ると子どもは足が床に届きません。足が床につかないと、身体に力が入らず、排泄しにくい場合があります。オマルと補助便座には、それぞれのメリットとデメリットがあるため、子どもの成長の様子や生活スタイルに合わせたものを選ぶことが大切です。

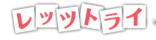 　　　　　　　　　　　演習課題

Q　生活習慣の確立に向けた支援では、失敗を責めたり、落ち込んだりせずに成長へのプロセスとして温かく見守ることが大切です。トイレトレーニングを例に挙げながら見守る気持ちの大切さについて考えましょう。

　　トイレトレーニングに失敗した時に子どもはどんな気持ちになるかを考えましょう。また、成功して保護者や保育者から褒められた時に、子どもはどんな気持ちになるかを考えましょう。

....

....

....

第 8 章 子どもの生活習慣の支援

ステップ　「ホップ」で書き出したことをもとに話し合ってみましょう。

ジャンプ　話し合った内容をもとに、生活習慣の確立の過程で、「失敗しても、またやり直せばいい（その先に成功がある）」と考え、目標達成能力を育てるということの意味について考察を深めましょう。

【参考文献】

日本歯科医師会「歯とお口のことなら何でもわかるテーマパーク 8020」ウェブサイト「歯とお口の発生と育ち方―お口の仕組みと働き―」
　https://www.jda.or.jp/park/function/teeth-grow.html

東京歯科大学社会歯科学講座監『歯科保健指導関係資料［2024 年版］』口腔保健協会　2024 年

東京都保健所「乳幼児の歯みがきステップ フッ化物利用チャート」2006 年
　https://www.hokeniryo.metro.tokyo.lg.jp/tamakodaira/shikahoken/shikahoken.files/hamigaki1.pdf

ヤマキウェブサイト「子どもの味覚を育てよう！　味覚の発達とうま味の関係」
　https://www.yamaki.co.jp/katsuobushi-plus/news/202202_mikakukeisei/

東京都生涯学習情報「生活リズムの確立のために」（～スライド教 CD と指導の手引き～）
　https://www.syougai.metro.tokyo.lg.jp/sesaku/pdf/document/seen2_tebiki.pdf

藤井洋子「発達障害児の偏食改善」『リハビリテーション・エンジニアリング』第 32 巻　第 4 号　医学中央雑誌刊行会　2017 年　pp.160-163

ベネッセウェブサイト「トイレトレーニングはいつから？　時期・やり方・進め方などコツを教えます」
　https://shimajiro.benesse.ne.jp/contents/column/potty-training/

東京都立病院機構ウェブサイト「トイレトレーニングは 2 歳半以降に」
　https://www.tmhp.jp/kikou/iryokenkou/web20230405.html

第9章
子どもの健康状態と体調不良時の把握

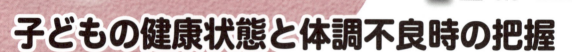

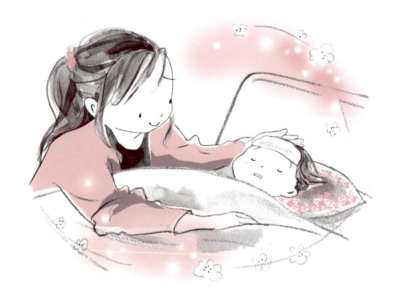

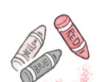

エクササイズ　　**自由にイメージしてみてください**

自分の体調を他者にうまく表現できない乳幼児の健康状態を、保育者としてどのように把握したらよいでしょうか。病気になるとでやすい症状を書き出してみましょう。

第9章 子どもの健康状態と体調不良時の把握

学びのロードマップ

この章のまとめ！

- 第1節
  健康であるための基本から、子どもの特徴を踏まえたうえで、子どもの病気の予防について学びます。

- 第2節
  子どもの体調不良に気づく目安として、子どもの病気の時に現れる症状を理解し、保育者が行うケアを学びます。

この章の なるほど キーワード

■ **健康状態の把握**…子ども一人一人の健康状態を把握ができれば、子どもの異常（病気）にも素早く気づくことができます。

保育者はいつも元気な子どもたちの状態を知っているからこそ、それと比べて「元気がない」ことにも気づけるのですね。

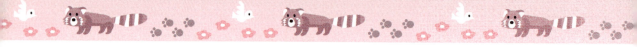

第1節　子どもの健康と病気の特徴

1. 日常生活における健康

　私たちは、健康に過ごすためにどのようなことに日々気をつけているでしょうか。例えば、バランスのとれた食事（栄養）をとることや、年齢に応じた睡眠をとること、清潔を保ち、適度に体を動かすことも日常生活の中で行っている「健康」のための基本でしょう。

　子どもであれば、発達段階に応じた食事形態が必要となりますし、好きなものをお腹いっぱい食べればよいわけではありません。味覚は食べる経験によって広がっていくことから、嫌いな食べ物も集団生活の中で「食べてみようかな」と子どもが思えるようなかかわりも大切になります。また、低年齢では「お昼寝」も必要です。手洗いや衣服の調整など、保護者や保育者との関わりを通して、徐々に自分でできるようになっていきます。日々の生活を通して健康が培われていくのです。

2. 子どもの病気の考え方

（1）子どもの特徴と病気

　子どもの特徴として、常に発育（成長＋発達）しているといえます。大人と比べるとさまざまな面で未熟ですが、ずっと未熟な状態にあるのではなく、未熟から成熟に向かって常に変化している状態といえます。できなかったことができるようになったり、食べられなかったものが成熟に伴い食べられるようになったり、という変化が激しいのも乳幼児の特徴です。

　このように、子どもは未熟性があるために病気にかかりやすく、病気に対する抵抗力も少ないため、病気にかかったときは症状が重くなりやすい傾向があります。

（2）病気と病気に対する予防

　子どもの病気は、ウイルスや細菌などの感染によるものが多いです。そのため、私たちは病気にならないよう日常生活の中で予防策をとっています。例えば、病気の予防のため、外から帰ってきたら「手洗い・うがい」や病気の時は、感染を広げないように「マスクの着用」をしています。

　また、保育実践から考える病気の予防として、感染しても抵抗できるような体力をつけることが挙げられます。暑い日（水遊び・プール・泥んこなど）、寒い日（縄跳び・かけっこなど）だからこそ楽しめる運動遊びなどの活動を

通して、暑さ・寒さに負けない体づくりをしているといえます。

3. 保育施設等における病気の子どもへの対応と予防

　保育所等において、子どもの病気への対応と予防は、保育所保育指針に基づき行われています。特に、乳幼児が長時間にわたり集団で生活する園において、一人一人の子どもの健康と安全の確保だけではなく、子どもの集団の健康と安全にも留意しなくてはなりません。また、幼い子どもは自分の体調不良を正しく訴えることは難しく、急に症状が出るなど進行が早いという特徴もあります。そのため、子ども一人一人の体調の変化にいち早く気づき適切に対応することは、病気の重症化や合併症を防ぐだけではなく、病気の流行や集団感染を防ぐことにもなります。登園時の子どもの体調や家庭での様子を把握するとともに、保育中の子どもとのかかわりや観察を通して子どもの体調を把握することが大切です。

第2節　子どもの病気の症状とその対応

1. 子どもの体調不良に気づく目安

　子どもの体調不良に気づく目安は「いつも（元気なとき）との違い」です。乳児であれば「機嫌のよしあし」を体調不良の目安とし、あやしても泣き止まない、グズグズしていていつもと違う感じがするようであれば、体調不良のサインとなります。「いつもと違って元気がない・食欲がない」などを的確に把握し、体調の変化を記録することが大切です。またその際には、体温を測定し、併せて記録に残しておきます。体調不良時の体温は、いつもの（元気なときの）体温と比べるためにも、保育所等においては子どもの「平熱」を健康の指標として理解しておく必要があります。

2. 病気の時にみられる症状と対応

（1）発熱

　子どもの病気の多くは発熱を伴います。発熱の原因の大部分は「感染症」です。

　発熱の原因は、ウイルスや細菌に感染したときに生じる反応であり、発熱によって病原体の活動が弱まり、ウイルスや細菌の増殖を抑えることになり

ます（ウイルスや細菌は熱に弱いのです）。このように発熱は防御機能の一部であり、子ども本人が元気であれば熱を無理に下げる必要はありません。

　額を冷やすことは、熱を下げる効果はほとんどないのですが、子どもが「気持ちがいい」と感じるのであれば行ってもかまいません。解熱剤を使用する目的は、単に熱を下げるためではなく、高熱によって食べたり水分摂取が難しい場合や安静が保てないなどの弊害があるとき、医師の指示に基づいて使用します。発熱があっても、全身状態が良好の場合、2～3日は水分摂取を十分に行い、安静を保つことで経過をみていれば、自然に回復します。

①発熱とけいれん－熱性けいれん－

　子どもの脳は熱に敏感で、風邪などの熱でもけいれん発作を起こすことがあります。一般に生後6か月～5歳までに、発熱（38℃以上）時に起こるけいれんを「熱性けいれん」といいます。日本では5％以上の子どもが熱性けいれんを起こし、欧米よりも頻度が高いといわれています。熱性けいれんは、熱の上がり際に起こりやすく、突然、意識がなくなったり、白目をむいて身体をそらせるように硬くしたり、手足をガクガク震わせ、顔色が悪くなります。熱性けいれんを繰り返すのは3分の1で、残りの3分の2の子どもは1回だけで再発しないといわれています。

　ほとんどの熱性けいれんは5分以内に自然に止まります。まず、倒れたりものにぶつかってけがをしないように、安全な場所に横に寝かせます（吐くこともあるので窒息防止のため）。けいれん中、声を掛けたり、口に物を噛ませることはかえってけいれんを助長させたり、けがにつながるのでしてはいけません。けいれんの持続時間や発作中の様子（手足のガクガクは左右両方か、片方かなど）を観察します。けいれんが5分以上続く、あるいは止まっていたけいれんが再び起こる場合は、救急車を呼びましょう。

　熱性けいれんで大事なことは、熱性けいれん以外の重い病気との区別です。そのため、初めて熱性けいれんを起こした場合、救急外来など必ず医療機関を受診します。

②発熱と脱水

　脱水とは、体内の水分バランスが崩れ、水分摂取量より排出量が多いと起こります。体重の2％以上の水分やナトリウムなどの電解質が失われると脱水症となります。脱水症は、のどの渇きに始まり、発汗の減少、皮膚の弾力性の低下、尿の減少となり、脱水が続きひどい場合は体の組織が乾き始め、細胞がしぼんで機能しなくなり、死に至ることもあります。

　特に、幼少ほど体重当たりの水分量・必要量が多いこと、成人に比べ体重当たりの体表面積が大きいため、不感蒸泄（皮膚や呼吸から失われる水分）が多いこと、汗をかく機能や尿をつくる腎臓の機能が未熟という特徴があり、

多くの水分を必要としています。そのため、高熱によって食事や水分が十分に摂取できない場合、すぐに脱水になりやすいのです。

(2) 嘔吐

「吐く」とは、胃の内容物が逆流して外に出ることです。食べすぎたり、よく噛まないで食べたり、食事中に咳込んで吐いてしまう、乗り物酔いなど嘔吐の原因はさまざまです。大切なのは、子どもが吐いた後に調子が悪そうにしているのか、吐いた後、すっきりとした顔をしているのか、いつもと違う様子を確認しましょう。

嘔吐以外の症状として、発熱の有無や便の状態を観察します。また、感染症による嘔吐の場合、その吐物には病原菌が多く含まれているため、他の子どもに感染を広げないためにも適切な嘔吐物の処理が必要です。

嘔吐した子どもに対して、うがいができるようであれば、うがいをさせ口の中をきれいにします。体調不良時の嘔吐や感染症が疑われる場合、別室に移動し保育を行います。嘔吐後、30分を経過し、吐き気が治まれば少量ずつ小児用経口補水液を摂ります。子どもがほしがるままに水分を「がぶ飲み」すると、それが刺激となってさらに嘔吐することがあるからです。口から水分が取れない、繰り返し吐く場合、至急受診が必要となります。

(3) 下痢

便に水分が多い状態のことを下痢といいます。下痢は一般的に回数が増え、子どもの場合、多くは急性下痢症（ウイルスや細菌などの腸管感染：腸炎）によって起こります。このような時の下痢は体内のウイルスや細菌などを出す反応なので、下痢を止めるようなことはしません。しかし、下痢がひどい場合は脱水の心配がでてきます。電解質やミネラルを含んだ水分補給をしながら腸をいたわるようにします。

ストレスや疲れ、暴飲暴食や冷たいものの取りすぎでも、便が緩くなることがあります。通常の食事で症状が悪化するようなときは、症状が落ち着くまで消化のよいものに内容を変え、まず下痢以外の症状の確認も必要となります。

(4) 咳

咳は、ほこりやウイルス、細菌などの異物が体に入ってこないように働く防衛反応の1つです。また、病気によって気道が炎症を起こしたり、気道にたまった痰を出したりするために咳が出ます。

痰を伴う咳は、分泌量が多いため気道が狭くなり、痰を気道外に出すため

に「ゴホゴホ」という湿った咳になります。これを「湿性咳嗽」といいます。この痰には、ウイルスや細菌がたくさん混ざっており、痰や鼻汁といった気道からの分泌物の増加を体外に出そうとしています。痰が出ない・少ない「コンコン」と乾いた咳を「乾性咳嗽」といいます。

　子どもの場合、痰がうまく出せず続けて咳込んで嘔吐する場合もあります。咳込むときは、室内を加湿し、水分をとらせて、気道が確保できる横向きで寝るのもよいです。また、症状が強いときには、前かがみの姿勢をとらせ、背中をさするか、軽く叩いて（タッピング）痰を出しやすくしてあげましょう。呼吸が速くなり、肩で息をする、横になると苦しい、呼吸のたびに「ヒューヒュー音、ゼイゼイ音」がある（喘鳴）場合、呼吸困難のサインです。すぐに医師の診察を受けます。

（5）発疹

　子どもの病気では、しばしば発疹を伴うことがあります。しかし、その形だけですぐに診断できることはまれなので、発疹以外にどのような症状があるか（熱・咳などの他の症状はあるか、元気はあるか、機嫌はよいか）などを観察しましょう。なぜなら、他の人にうつさない「湿疹」や「汗疹」、軽い風邪でも発疹がでることがあり、その場合、全身状態がよく元気なことが普通だからです。

　確認すべき事項として、下記の項目が挙げられます。
  ・最近周囲で流行っている病気はないか…流行
  ・何か変わったものを食べたか…食物アレルギー
  ・どこかに外出したか…植物や砂によるかぶれ（服で隠れるところには発疹がない）
  ・薬の内服…薬疹

伝染性の病気は周囲で同じ病気にかかっている人が多い（園で流行しているなど）ため、診察の参考にされます。保育中に子どもの発疹を認めたとき、まず「検温」し、発疹のでている部位と発疹の性状を確認します。発疹の性状とは、発疹がどのような性質の状態なのかを示すものです（表9－1）。

　かゆみを伴う発疹の場合、引っ掻いて皮膚を傷つけることがあるため、かゆい部分を冷やすとかゆみが和らぎます。また、傷をつけないように日頃から爪を短くしておくように保護者に伝えましょう。

第9章 子どもの健康状態と体調不良時の把握

表9－1　発疹の種類

種類	概要
紅斑	盛り上がりのない赤色のもの。色は血管が拡張したため。
紫斑	盛り上がりのない紫～赤紫色のもの。色は皮膚内で出血したため。
白斑	盛り上がりのない白色のもの。色は色素が脱失したため。
丘疹	5mm程度までの半球状に皮膚から盛り上がったもの（ぶつぶつ）。
結節	丘疹よりも大きく、皮膚から盛り上がったもの（しこり）。
水疱	水様のものを含んで皮膚から盛り上がったもの（水ぶくれ）。
膿疱	膿様のものを含んで皮膚から盛り上がったもの（うみ）。
びらん	皮膚が薄くはがれたもの（ただれ）。液が染み出て、表面が浸潤している。
潰瘍	びらんよりも深く皮膚が傷ついたもの。
痂皮	膿や皮膚が乾燥して固まったもの（かさぶた）。

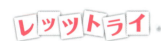

演習課題

Q　子どもの病気では、子どもの症状を見るポイントがあります。こども家庭庁「保育所における感染症対策ガイドライン」の「別添3　子どもの病気～症状に合わせた対応～」を参考にし、理解を深めましょう。

子どもの体調不良や子どもの症状の変化気づくために、保育者として子どもの何を知っておく必要がありますか。考えたことを書き出してみましょう。

子どもは自分で体調不良を他者に正確に伝えることは難しいです。特に、乳児では何に着目しますか。具体的に書き出してみましょう。

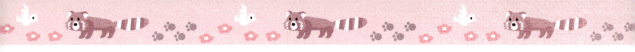

 あなたは子どもの症状を観察し、体調不良なのではないかと判断しました。その際、何を行い記録に残しておくとよいでしょうか。具体的に書き出し、これまでの内容をグループで話し合ってみましょう。

【参考文献】
こども家庭庁「保育所における感染症対策ガイドライン（2018年改訂版）」(2023（令和5）年5月一部改訂）＜2023（令和5）年10月一部修正＞
　https://www.cfa.go.jp/assets/contents/node/basic_page/field_ref_resources/e4b817c9-5282-4ccc-b0d5-ce15d7b5018c/cd6e454e/20231010_policies_hoiku_25.pdf
日本医師会ウェブサイト「白クマ先生の子ども診療所」
　https://www.med.or.jp/clinic/index.html

第9章 子どもの健康状態と体調不良時の把握

第10章
子どもがよくかかる病気（感染症）

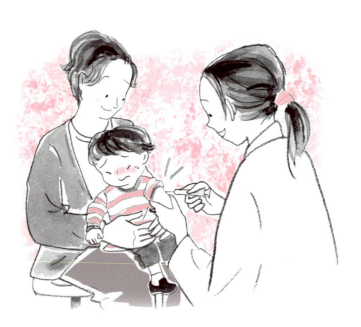

エクササイズ　　自由にイメージしてみてください

　小さい頃のほうが、よく病気にかかっていませんでしたか？どうして大きくなると病気になりにくくなるのでしょう。どのような病気にかかったことがあるか書き出してみましょう。

第10章 子どもがよくかかる病気（感染症）

学びのロードマップ

この章のまとめ！

- 第1節
 感染症への対策を講じるため、感染症とは何か、どうやって感染が成立するのか、感染する仕組みを理解します。

- 第2節
 保育施設で特に注意すべき感染症について理解を深めます。

- 第3節
 感染の流行を阻止し、集団の健康を守るための措置について学びます。

- 第4節
 子どもの命や健康を脅かす可能性の高い病気を防ぐため、予防接種の種類や接種時期について理解を深めます。

この章の なるほど キーワード

■**感染症対策**…子ども集団の健康を守るために、園では保育者による感染症対策が日々なされていますが、それだけでは不十分です。家庭と協力し、一緒に子どもの健康を保持増進していく取り組みをしていきましょう。

感染症が流行しているとき、病気がうつってしまう人もいれば、元気な人もいます。その違いは何なのか考えてみましょう。

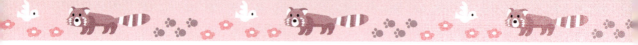

第1節 感染症理解の基本

1. 子どもの免疫の発達と感染症

（1）免疫とは

　免疫とは、ウイルスや細菌などの異物から体を守る仕組みのことです。免疫には生まれながらに備わっている「自然免疫」と、一度異物を取り入れる（学習する）ことで備わる「獲得免疫」があります。獲得免疫には、一度侵入した異物の情報を記憶できる特徴があり、この「免疫記憶」によってふたたび同じ異物が侵入した時にはより早く対処できるようになります[1]。まさに、病気から「免れる」能力が「免疫」なのです。

（2）感染とは

　ウイルスや細菌などの病原体が何らかの原因で体内に侵入し増殖することを「感染」といいます。その結果、さまざまな反応（症状）が現れた状態が「感染症」です。病原体が体内に侵入しても、症状が現れるまでにはある一定の期間があり、これを「潜伏期間」といいます。この期間は病原体の種類によって異なります。また、感染したら病気になるのではなく、感染しても明らかな症状がみられない「不顕性感染」があります。この場合、病原体を排出している場合もあり注意が必要です。

（3）感染症対策における三大要因

　感染のもととなる「感染源」、病原体が拡がるための「感染経路」、病原体に感染する可能性のある人「感受性」の3つを、感染症成立のための三大要因といいます。そのため、保育所等における感染症対策には、この3つのうち1つ以上防ぐことが大切です。感染症を予防するには、病原体の付着や増殖を防ぐこと、感染経路を断つこと、感受性のある（病気にかかりやすい）状態を解消するために、予防接種を受けることや、規則正しい食事や睡眠、適度な運動などの基本的生活習慣も病気の予防につながります。

（4）感染経路の主な種類

　保育所等で特に注意すべき主な感染症の感染経路を表10－1に示します。病原体の種類によっては、複数の感染経路をとるものがあります。

表10−1　主な感染経路

感染経路	概要
飛沫感染	感染している人の咳やくしゃみ、会話によって飛沫が口から飛び、これを近くにいる人が吸い込むことで感染。飛沫が飛び散る範囲は1～2m。
空気感染	感染している人の咳やくしゃみ、会話によって口から飛び出した飛沫が乾燥し、その芯となっている病原体が感染性を保ったまま空気の流れによって拡散し、他の人が吸い込むことによって感染する。
接触感染	感染源に直接触れることによってうつる直接接触感染（握手、抱っこ、キス等）と、汚染されたものを介してうつる間接接触感染（ドアノブ、手すり、遊具等）がある。
経口感染	病原体を含んだ食物や水分を口にすることによって、病原体が消化管に達して感染する。
血液媒介感染	傷ついた皮膚から病原体が侵入することによって血液を介して感染する。

第2節　主な感染症

　保育施設において特に注意すべき感染症についてその特徴を確認していきましょう。子どもに多い感染症は、発熱の経過や発疹の性状から診断できる場合もあります。感染症の拡大を予防するためにも、発熱の経過や症状を記録します。そして、その情報は保護者と共有したり医療機関につなげたりするのに役立ちます。

1. 発熱と発疹の関係

　子どもがかかる感染症は、しばしば発疹を伴い、発疹が出ている場所と性状で診断できる感染症もあります。保育現場では、子どもに「発熱＋赤い発疹」がみられたら、感染症を疑うとともに、感染拡大を防ぐために別室でケアするなどの対策が必要です。

2. 保育所等において特に注意すべき感染症

　保育施設において特に注意すべき感染症は、その種類によって「医師が意見書を記入することが考えられる感染症」「医師の診断を受け、保護者が記入する登園届が必要な感染症」＊1、そして「その他、保育所において特に適切な対応が求められる感染症」があります（表10−2～10−4）。

＊1
病気をした子どもが登園を再開する際、各保育所において、地域の医療機関等と協議して、その取り扱いを決めることが大切になります。登園する際には、疾患の種類に応じて、「意見書（医師が記入）」または「登園届（保護者が記入）」を提出することが考えられますが、一律に作成・提出が必要となるものではありません。しかし協議の結果、それらが必要となった場合には、事前に保護者に対して十分に周知することが重要です。

表10－2　医師が意見書を記入することが考えられる感染症

病名	病原体	感染経路	潜伏期間	治療方法	予防方法
麻疹	麻疹ウイルス	空気・飛沫・接触	8～12日	対症療法	MRワクチン
インフルエンザ	インフルエンザウイルス	飛沫・接触	1～4日	抗ウイルス薬	インフルエンザワクチン
新型コロナウイルス感染症	新型コロナウイルス	飛沫・エアロゾル*・接触	2～3日	対症療法	新型コロナワクチン
風疹	風疹ウイルス	飛沫・接触	16～18日	対症療法	MRワクチン
水痘	水痘・帯状疱疹ウイルス	空気・飛沫・接触	14～16日	抗ウイルス薬	水痘ワクチン
流行性耳下腺炎	ムンプスウイルス	飛沫・接触	16～18日	対症療法	おたふくかぜワクチン
結核	結核菌	空気・飛沫	半年～2年（子どもの場合やや短い）	抗結核薬	BCGワクチン
咽頭結膜熱	アデノウイルス	飛沫・接触	2～14日	対症療法	日常的な手洗い
流行性角結膜炎	アデノウイルス	飛沫・接触	2～14日	対症療法	日常的な手洗い
百日咳	百日咳菌	飛沫・接触	7～10日	抗菌薬	5種混合ワクチン
腸管出血性大腸菌感染症（O157、O26、O111等）	ベロ毒素を産生する大腸菌（O157、O26、O111等）	経口・接触	10時間～6日。O157は主に3～4日	対症療法	日常的な手洗い。食品の扱い（肉類の十分な加熱）
急性出血性結膜炎	エンテロウイルス	飛沫・接触	24時間～2、3日	対症療法	日常的な手洗い
侵襲性髄膜炎菌感染症	髄膜炎菌	飛沫・接触	4日以内	抗菌薬	ワクチン

（1）医師が意見書を記入することが考えられる感染症

①麻疹（はしか）

　はじめの2～3日は発熱、咳、鼻水、目やになど風邪と同じ症状が出ますが、38℃台の熱が出た後、いったん下降し、再び40℃近くまで体温が上昇した時に、口の中に白いブツブツ（コプリック斑）がみられ、麻疹の確定診断となります。麻疹の感染力は非常に強く、免疫がない場合はほぼ100％の人が感染します。また、合併症として、中耳炎や熱性けいれん、肺炎を起こしやすく、治療は対象療法[*2]しかありません。

　発症予防にはワクチン接種が有効であり、1歳になったらすぐに予防接種を受けるとともに、小学校就学前（年長児）に追加の接種を受けるように周知徹底します。

②インフルエンザ

　インフルエンザウイルスは小さな変異を繰り返し、A型、B型等の型も複数あることから、何度もかかる病気です。突然の高熱、倦怠感、食欲不振、関節痛、筋肉痛などの全身症状や、咽頭痛、鼻汁、咳などの気道症状を伴います。通常、1週間程度で回復しますが、気管支炎、肺炎、中耳炎、熱性け

[*2] 対症療法とは、症状に対する治療のことです。病気の原因をのぞくのではなく、あらわれた症状に応じた治療となります。

表10-3　医師の診療を受け、保護者が登園届を記入することが考えられる感染症

病名	病原体	感染経路	潜伏期間	治療方法	予防方法
溶連菌感染症	溶血性レンサ球菌	飛沫・接触・経口	2～5日 とびひでは7～10日	抗菌薬	日常的な手洗い
マイコプラズマ肺炎	肺炎マイコプラズマ	飛沫・接触	2～3週	抗菌薬	咳エチケットの励行
手足口病	コクサッキーウイルスA16、A10、A6、エンテロウイルス71等	飛沫・接触・経口	3～6日	対症療法	日常的な手洗い
伝染性紅斑	ヒトパルボウイルスB19	飛沫・接触	4～14日	対症療法	日常的な手洗い
ノロウイルス感染症	ノロウイルス	経口・飛沫・接触・空気	12～48時間	対症療法	日常的な手洗い
ロタウイルス感染症	ロタウイルス	経口・飛沫・接触	1～3日	対症療法	ロタウイルスワクチン
ヘルパンギーナ	コクサッキーウイルス	飛沫・経口・接触	3～6日	対症療法	日常的な手洗い
RSウイルス感染症	RSウイルス	飛沫・接触	4～6日	対症療法	ハイリスク児に抗体投与
帯状疱疹	水痘・帯状疱疹ウイルス	接触	不定	抗ウイルス薬	水痘ワクチン接種後に発症する場合もあるため、元気な時に接種
突発性発疹	ヒトヘルペスウイルス6B、ヒトヘルペスウイルス7	飛沫・経口	9～10日	対症療法	日常的な手洗い

いれん、急性脳症などの合併症を起こすこともあります。

予防接種もありますが、上述したようにさまざまな型があるため、接種すれば絶対に発症しないものではありませんが、重症化を予防する効果はあるといわれています。治療には高インフルエンザ薬が用いられ、発症早期に使用した場合、症状の早期改善が期待されます。

③新型コロナウイルス感染症

無症状のまま経過することもありますが、症状が出現する場合、発熱、呼吸器症状、頭痛、倦怠感、消化器症状、鼻汁、味覚異常、収穫異常などの症状がみられます。ウイルス排出期間の長さに個人差がありますが、発症2日前から発症後7～10日間は、ウイルスを排出しているといわれています。特に発症後5日間が他人に感染させるリスクが高いことに注意が必要です。

重症化した人の割合は年齢によって異なり、高齢者が高く若者が低い傾向にあります。なお、重症化は以前と比べ低下しています。軽症の場合は、経過観察のみで自然に軽快することが多く、必要に応じて解熱薬等の対症療法を行います。

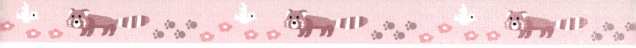

表10-4 その他、保育所において特に適切な対応が求められる感染症

病名	病原体	感染経路	潜伏期間	治療方法	予防方法
アタマジラミ	アタマジラミ	接触	10～30日	フェノトリン（スミスリン®）シャンプーなど	頭と頭が接触しないようにする。水泳帽、くし、タオルを共有しない
疥癬	ヒゼンダニ	接触	約1か月	内服・外用薬	手に比較的多くのヒゼンダニがいるため、日常的な手洗いの励行
伝染性軟属腫	伝染性軟属腫ウイルス	接触	2～7週	摘出術、外用療法、内服療法、冷凍凝固療法の他、自然治癒（ただし、数か月要する）	皮膚の清潔。保湿剤などでバリア機能を改善する
伝染性膿痂疹	黄色ブドウ球菌、溶血性レンサ球菌	接触	2～10日（長期の場合もある）	抗菌薬投与	皮膚の清潔。爪を短くする
B型肝炎	B型肝炎ウイルス	血液	急性感染では45～160日（平均90日）	抗ウイルス薬インターフェロン	B型肝炎ワクチン

④風疹（三日はしか）

　紅斑の発疹が顔や頸部に出現し、全身へと拡大しますが、約3日間で消え、色素沈着もしません。発熱やリンパ節の腫脹を伴うことが多いですが、感染しても不顕性感染が30％程度あります。風疹の治療薬はなく、対症療法しかありません。

　妊娠初期に母体が風疹に感染すると、大事に感染して先天性風疹症候群を発症し、低出生体重児、白内障、先天性心疾患、聴力障害、小頭症、精神発達遅滞を引き起こす可能性があります。発症予防としてワクチン接種が極めて有効です。通常、風疹は軽症で自然に治癒します。

⑤水痘（水ぼうそう）

　発疹が顔や頭部に出現し、やがて全身へと拡大します。発疹は斑点状の赤い丘疹から始まり水泡から最後は痂疲になります。これら各段階の発疹が混在するのが特徴で、すべての発疹が痂疲となれば、感染性がないものとして考えられます。感染力が強く、免疫のない人はほぼ100％感染します。

⑥流行性耳下腺炎（おたふくかぜ、ムンプス）

　唾液腺（耳下腺・顎下腺・舌下腺）の腫脹・疼痛と発熱（微熱～高熱までさまざま）が主な症状です。片方だけ、もしくは両方、片方ずつ腫れることもあり、通常は1～2週間で治癒します。症状がない不顕性感染も30％あります。合併症として、髄膜炎、難聴、脳炎・脳症のほか、思春期以降の感染では卵巣炎や精巣炎等を起こすこともあります。

⑦結核

全身に影響を及ぼす感染症ですが、特に肺に病変が生じることが多いです。主な症状は慢性的な発熱（微熱）、咳、疲れやすさ、食欲不振、顔色不良等です。過去の感染症と思われがちですが、日本では毎年新たに約1.8万人の患者が発生しています。

予防として生後5～8か月までの期間にBCGワクチンの定期接種が実施されています保育所内で結核が発生した場合、直ちに保健所に報告し、保健所・嘱託医等と連携し感染拡大を防止するための対策を講じます。

⑧咽頭結膜熱（プール熱）

年間を通して発生しますが、特に夏季（プールの時期）に流行し、高熱、扁桃腺炎、結膜炎が主な症状です。原因となるアデノウイルスは複数の型があり、そのため、何度もかかるといわれています。有効な治療方法はなく、対症療法が行われます。

治った後も、排泄物からウイルスが排出されていること、アデノウイルスは乾燥に強く感染力も強いことに留意し、タオルの共有は避け、複数の人が触れる場所（ドアノブ、スイッチなど）や遊具の消毒を励行します。

⑨流行性角結膜炎

主な症状は、目の充血と目やにです。片方の目で発症した後、もう一方の目に感染することがあります。咽頭結膜熱と同じアデノウイルスによって起こる病気なので、同様の対策が求められます。

⑩百日咳

特有な咳（コンコンと咳込んだ後、ヒューという笛を吹くような音を立てて息を吸うもの）が特徴で、連続性・発作性の咳（これをレプリーゼといいます）が長期に続きます。夜間眠れず、咳とともに嘔吐してしまうこともあります。生後3か月未満の場合、無呼吸発作、肺炎、中耳炎、脳症等の合併症をおこしやすく、重症化しやすいです。百日咳には抗菌薬があり、内服によって排菌しなくなるものの、咳はしばらく続きます。

⑪腸管出血性大腸菌感染症（O157、O26、O111等）

無症状の場合もありますが、多くの場合、水様下痢便や腹痛、血便がみられます。尿量が減ることで出血しやすくなり、重症化する場合があります。年間発生数は3,000～4,000例程度あり、肉類の加熱不十分や、肉類を調理した調理器具で生食を扱う、手洗いが不十分などの理由で発症します。

⑫急性出血性結膜炎

主な症状として、強い目の痛み、目の結膜（白目の部分）の充血、結膜か出血が見られ、目やに、角膜の混濁等もあります。有効な治療法はなく、対症療法が行われ、手洗いの励行の他、目やにや分泌物に触れない、タオルの

共有は避けるなどの対策が必要です。

⑬侵襲性髄膜炎菌感染症（髄膜炎菌性髄膜炎）

主な症状は、発熱、頭痛、嘔吐であり、急速に重症化する場合があります。劇症例は紫斑を伴いショックに陥り、致命率は10％、回復した場合でも10～20％に難聴、麻痺、転換などの後遺症が残る怖い病気です。発症した場合、抗菌薬による治療が行われます。

（2）医師の診断を受け、保護者が登園届を記入することが考えられる感染症

①溶連菌感染症（溶血性レンサ球菌）

主な症状として、扁桃炎（発熱やのどの痛み・腫れ、化膿、リンパ節炎）のほか、伝染性膿痂疹（とびひ）、中耳炎、肺炎、化膿性関節炎、骨髄炎、髄膜炎等のさまざまな症状を呈します。一般的な風邪と異なり、咳や鼻水が出ません。

発疹は症状が軽い時には部分的に紅斑様発疹がみられますが、症状が強いと、全身にかゆみを伴った鮮紅色の発疹が広がり、舌が苺状に腫れ（いちご舌）、口の周囲だけ白く（口囲蒼白）なります。発疹が治まると、手足の指先から皮がむけ（落屑）ます。

溶連菌の合併症として、心臓弁幕に障害を起こすリウマチ熱や急性糸球体腎炎が挙げられます。抗菌薬を服用することで解熱し、のどの痛みが和らぎますが、確実に溶連菌を退治するためには、症状が治まっても医師の指示に従い最後まで内服することが大切です。

②マイコプラズマ肺炎

主な症状は咳であり、発熱、頭痛等の風邪症状がゆっくり進行し、肺炎や胸膜炎になることや中耳炎を合併することもあります。抗菌薬による治療、もしくは、自然経過により治癒します。幼児でも発症しますが、病気自体は学童期以降に多いです。

③手足口病

主に、口と手足の末端に水泡性の発疹が生じます。発熱と口腔内の水泡の痛みで食べづらくなったり、唾を飲み込むのも痛いため、唾液が増えたりもします。症状が出た最初の週が最も感染力がありますが、回復後も、鼻汁からは1～2週間、便からは数週～数か月間、ウイルスが排出されます。

のどの痛みがあり食事がとれない場合、登園は控え、全身状態が安定してから登園再開[*3]となりますが、登園後も前述のとおり排菌し続けているので、おむつ交換の際は、汚物処理に注意が必要です。

④伝染性紅斑（りんご病）

両頬にレース様紅斑が出現するため、りんごのように見えることから通称

[*3] 子どもの病状が回復し、集団生活に支障がないという診断は、医師が医学的知見に基づいて行います。具体的な対応として、登園を再開する際は、①子どもの健康（全身）状態が保育所での集団生活に適応できる状態まで回復していること、②保育所内で感染症の集団発生や流行につながらないこと、です。

第10章 子どもがよくかかる病気（感染症）

「りんご病」と呼ばれます。発疹が出現する前の状態に感染力があり、発疹が認められた時には感染の危険性はなくなります。

　りんご病自体は怖い病気ではないのですが、妊婦が感染すると、胎盤を経て胎児に感染し、胎児が感染すると約10％が流産や死産となり、約20％が重症の貧血や全身の浮腫をきたす胎児水腫となります。そのため、保育施設等で発生した場合、保護者へ公表するとともに妊娠中の保護者の送迎も控え、妊娠中の職員は流行が収束するまで勤務形態の配慮が必要となります。

⑤ノロウイルス感染症

　流行性嘔吐下痢症の原因となる感染症で、主な症状は嘔吐と下痢で脱水を合併することがあります。ウイルスに感染している調理者を介して職員が汚染されたことによる食中毒が多く起きています。感染者の便には多くのウイルスが排出され、嘔吐物の中にも多量のウイルスが含まれています。感染力が強く、嘔吐物や便には1gあたり100万〜10億ものウイルスが含まれているともいわれています。元気になった後にも、ウイルスは便中に3週間以上排出することがあるため、排便後やおむつ交換後の手洗いを徹底します。

⑥ロタウイルス感染症

　流行性嘔吐下痢症の原因となる感染症で、5歳までの間にほぼすべての子どもが感染します。主な症状は嘔吐と下痢で、しばしば白色便となります。脱水がひどくなる、けいれんがみられるなどもあり、入院することもあります。感染の便には1gあたり10兆以上のウイルス粒子を含み、10〜100個程度の少ないウイルス量でも感染するなど感染力が強いのが特徴です。治療薬はありません。

　ワクチン接種によって病気の発生と重症化が減少しています。また、ウイルスの型が何種類もあるため、繰り返し感染することがありますが、その時はだんだん症状が軽くなるのが一般的です。

⑦ヘルパンギーナ

　高熱、のどの痛みなどの症状がみられ、咽頭に水泡ができ、それが潰れ（潰瘍）、その痛みのため唾を飲み込むことができず唾液が増えます。高熱が数日続き、熱性けいれんや無菌性髄膜炎を合併することがあります。多くの場合、2〜4日の自然経過で解熱し、治癒します。また、原因ウイルスは複数あるため、何度もかかります。

　治癒した後も、飛沫や鼻汁から1〜2週間、便からは数週〜数か月間、ウイルスが排出されます。感染拡大を防止するために登園を控えることは有効性が低く、ウイルス排出期間も長いことから現実的ではありません。発熱やのどの痛み、下痢がみられる場合や食べられない場合は登園を控え、全身状態が安定したら登園を再開します。ただし、排便後やおむつ交換後の手洗い

> 咽頭結膜熱、ヘルパンギーナ、手足口病は子どもの三大夏風邪とも称されます。原因ウイルスがたくさんあるため、何度もかかることがあります。また、元気になってからも長い間ウイルスを排菌するため、集団の保育の場において流行しやすいのです。

を徹底します。

⑧RSウイルス感染症

　呼吸器感染症で、乳幼児期に初感染した場合は重症で、特に生後6か月未満の乳児では重症な呼吸器症状を生じ、入院管理が必要となる場合も少なくありません。何度もかかる可能性がありますが、2歳以上で再感染、再々感染した場合には、徐々に症状が軽くなり、軽い咳や鼻汁程度しかみられず、保育所等にも平常時と変わらず通っている場合があります。さらに、保護者や職員が感染することもありますが、これらの人は症状が強く出なくても、感染源となって周囲に感染が拡大することもあります。

　流行時には0歳児と1歳児以上のクラスは互いに接触しないように離しておき、互いの交流を制限したり、呼吸器症状のある年長児が乳児に接触することを避けたりします。

⑨帯状疱疹

　水痘に感染した後、水痘・帯状疱疹ウイルスは神経節（脊髄後根神経節や脳神経節）に一生潜みます。体力低下や免疫低下によって、潜んでいたウイルスが再び活発、脊髄神経に沿って水痘と同じような発疹が痛みを伴ってあらわれるのが「帯状疱疹」です。帯状疱疹は高齢者に多い疾患ですが、まれに子どもにもみられます。子どもの場合、痛みは大人ほどではなく、多くの場合、痛み止めの内服は不要です。水痘と同じように感染力をもっているので、全ての発疹が痂疲化するまで登園できません。

⑩突発性発疹

　生まれて初めての発熱の際にかかっていることが多く、突然40℃近い高熱が出ますが、咳や鼻水は目立たず、高熱のわりに機嫌はさほど悪くありません。3～4日高熱が続き、解熱すると同時に紅斑が出現し、数日で自然に消えます。発疹の出現で診断がつき、その頃にはウイルスの排出はなくなっています。

（3）その他、保育所において特に適切な対応が求められる感染症

①アタマジラミ症

　アタマジラミは頭髪に寄生し、頭皮から吸血します。それがかゆみや湿疹の原因になります。頭髪に点々と卵を固着させて産み付けるので比較的容易に発見できます。卵の抜け殻はフケのようにもみえますが、毛にこびりついて取りにくいので判別できます。

　シラミは直接毛と毛がこすれ合った時にうつります。主にプールでうつると考えられますが、水にシラミが浮くのではなく、脱衣かごやロッカーの共有、バスタオルの使いまわし、帽子やヘアブラシの共有、その他にも、お昼

第10章 子どもがよくかかる病気（感染症）

寝の布団など、頭と頭が接触するような状態で感染します。予防薬はありません。

人から離れたシラミは2～3日で死にます。市販されているシラミ用シャンプーを使うと幼虫・成虫は殺せますが、卵は殻で覆われているため、生き残ってしまいます。卵は約7日間で孵化するため、2日おきに3～4回シラミ用シャンプーを使用すれば駆除できます。感染した人同士が互いに感染させるピンポン感染を繰り返さないためにも、周囲の感染者を一斉に治療することが大切です。

②疥癬（かいせん）

ヒゼンダニによって、かゆみの強い発疹（丘疹、水泡、膿疱、結節等）ができます。手足等には線状の隆起した皮疹（疥癬トンネル）もみられます。痒みは夜間に強くなり、アトピー性皮膚炎や他の湿疹と区別が難しいことがあります。

ヒゼンダニはヒトからヒトに感染します。一緒に寝る、授乳する、抱っこする、手をつなぐなど直接的な接触が比較的長時間あった場合に感染することがあります。ヒゼンダニは低温や乾燥に弱く、人の体を離れると弱ります。手に比較的多くのヒゼンダニがおり、手を介して感染することもあるため、日常的な手洗い、下着等は毎日交換し清潔を保ちます。

③伝染性軟属腫（水いぼ）

1～5mm（まれに1cm程度のこともある）程度の常色～白～淡紅色の丘疹、小結節であり、表面はつやがあって、一見水泡にもみえます。多くの場合、数個～数十個が集まっていて、四肢、体幹、顔、首、陰部等どこにでも生じます。軽度のかゆみがあり、かいてつぶれたり、かかなくても自然に脱落したり、それがまた他の皮膚にくっついてその場所に感染し、次々と広がってしまいます。それが数か月～半年かけて自然治癒します。

小結節を押すと中央から白色の粥状の物質が排出され、この中にウイルスが含まれています。プールの水では感染しないので、プールに入ってもかまいませんが、タオル、浮き輪、ビート板等を介して感染する場合があります。患部を衣類やガーゼなどで覆い、他の子どもへの感染を防ぎます。

この病気は7歳以下の子どもに多い皮膚疾患で、皮膚が薄くバリア機能が未熟で免疫もない乳幼児は感染しやすいのです。皮膚の清潔を保ち、保湿剤などでバリア機能を改善していきます。

④伝染性膿痂疹（とびひ）

主な症状は、水泡やびらん、痂疲が鼻周囲、体幹、四肢等の全身にみられます。患部を引っ掻くことで、数日から10日後に隣接する皮膚や離れた皮膚に新たに病変が生じていきます。虫刺されやアトピー性皮膚炎の引っ掻

た部位等に菌が付着しやすく、次から次へと火が飛び移るように広がっていく様子から「とびひ」といわれています。利き手や手の届かない場所に発疹はできません。

皮膚を清潔に保ち、皮膚を傷つけないように爪は短く切ります。患部を外用薬で処置し、浸出液が染み出ないようにガーゼなどで覆っていれば通園は可能です。

⑤ B型肝炎

ウイルスが肝臓に感染し、炎症を起こす病気です。通常の生活では感染しませんが、傷などがあると、まれに血液や体液によって感染することがあります。感染しても症状がないまま、ウイルスが体外へ排除されるケースもありますが、急性肝炎の約1割は慢性肝炎へ移行し、その状態が続くと肝硬変、肝がんと進行することもあります。0歳児が感染すると約9割がHBVキャリア（ウイルスを体内に保有した状態）になります。

B型肝炎ウイルスをもった母親が妊娠出産する場合、分娩の時に子どもにうつる（母子感染）のを予防するため、出生直後に抗HB免疫グロブリン注射とB型肝炎ワクチンの接種を行います。その後、生後1か月と6か月とワクチンを接種して病気の発症を予防します。

第3節　感染症の分類と学校感染症と出席停止期間

1. 保育所等における感染症対策

（1）学校保健安全法と保育所等における感染症対策

学校は児童生徒が集団生活を営む場所であるため、感染症が発生した場合、感染が拡大しやすく、教育活動にも大きな影響が生じます。「学校保健安全法」では、感染症の流行を予防することが重要であるとの考え方のもと、学校において予防すべき感染症の種類、出席停止などが定められています。

保育所は児童福祉施設ですが、子どもの健康診断および保健的対応については「学校保健安全法」に準拠して行われます。また、乳幼児は抵抗力が弱く、手洗いなどの感染予防対策も子どもだけでは十分に行えないため、保育所ではこのような乳幼児の特性を踏まえた対応が必要となります。

保育所等で感染症が発生した場合、早期診断・早期治療・感染拡大防止につなげるため、全職員が情報を共有し、速やかに保護者に感染症名を伝えるなど、感染防止対策を講じることが大切です。

（2）予防すべき感染症の種類と出席停止期間

学校において予防すべき感染症の種類は、第一種、第二種、第三種と分類されています（表10－5）。児童生徒がこれらの感染症にかかった場合、他の子どもたちへの感染の危険性を考慮して、一定の期間出席停止の措置がとられます（表10－6）。

出席停止期間の数え方は、解熱した日を「0日」としてカウントします。「解

表10－5　感染症の種類

第一種の感染症	エボラ出血熱、クリミア・コンゴ出血熱、痘そう、南米出血熱、ペスト、マールブルグ病、ラッサ熱、急性灰白髄炎、ジフテリア、重症急性呼吸器症候群（病原体がベータコロナウイルス属SARSコロナウイルスであるものに限る）、中東呼吸器症候群（病原体がベータコロナウイルス属MERSコロナウイルスであるものに限る）及び特定鳥インフルエンザ（感染症法※第6条第3項第6号に規定する特定鳥インフルエンザ） ・上記に加え、新型インフルエンザ等感染症（感染症法第6条第7項）、指定感染症（同条第8項）、及び新感染症（同条第9項）は、第一種の感染症とみなされます。
第二種の感染症	インフルエンザ（特定鳥インフルエンザを除く）、百日咳、麻疹、流行性耳下腺炎、風疹、水痘、咽頭結膜熱、新型コロナウイルス感染症（病原体がベータコロナウイルス属のコロナウイルス（2020（令和2）年1月に、中華人民共和国から世界保健機関に対して、人に伝染する能力を有することが新たに報告されたものに限る）、結核および髄膜炎菌性髄膜炎
第三種の感染症	コレラ、細菌性赤痢、腸管出血性大腸菌感染症、腸チフス、パラチフス、流行性角結膜炎、急性出血性結膜炎その他の感染症

※：正式名「感染症の予防及び感染症の患者に対する医療に関する法律」。
出典：学校保健安全法施行規則第18条より作成

表10－6　学校保健安全法施行規則第19条における出席停止の期間の基準

第一種の感染症	治癒するまで	
第二種の感染症	インフルエンザ（特定鳥インフルエンザ及び新型インフルエンザ等感染症を除く）	発症した後5日を経過し、かつ解熱した後2日（幼児にあっては3日）を経過するまで
	百日咳	特有の咳が消失するまでまたは5日間の適正な抗菌性物質製剤による治療が終了するまで
	麻疹	解熱した後3日を経過するまで
	流行性耳下腺炎	耳下腺、顎下腺または舌下腺の腫脹が発現した後5日を経過し、かつ全身状態が良好になるまで
	風疹	発しんが消失するまで
	咽頭結膜熱	主要症状が消退した後2日を経過するまで
	新型コロナウイルス	発症した後5日を経過し、かつ、症状が軽減した後1日を経過するまで
結核、髄膜炎菌性髄膜炎及び第三種の感染症	症状により学校医その他の医師において感染の恐れがないと認めるまで	

熱した後3日を経過するまで」の場合、例えば、解熱した日が月曜日であれば（0日）、火曜日（1日目）、水曜日（2日目）、木曜日（3日目）の3日間を休み、金曜日から登園が可能ということになります。また、インフルエンザの「発症した後5日」の「発症」は「発熱」した日のことを示しています。先ほどと同様、最初に発熱した日を「0日」とし、翌日を「1日目」と数えます。また、発熱がなく、インフルエンザと診断された場合、インフルエンザにみられるような、なんらかの症状がみられた日を「発症」した日と考えて判断します。

第4節　ワクチンと予防接種および副反応

1. 予防接種の目的と種類

　予防接種は子どもの命や健康を脅かす可能性の高い病気を防ぐために、人工的に免疫をつける目的で行われます。接種することによって、病気になる可能性を減らしたり、重症化しにくくしたりするものであり、病気を防ぐ強力な予防方法のひとつです。予防接種の種類は病気の流行や社会状況によって変更されるので、常に新しい情報を入手できるように心がける必要があります。

　予防接種使用する薬剤を「ワクチン」といいます。生きた病原体の毒素を弱めたものを「生ワクチン」といい、1～2回の接種で免疫を得られます。生ワクチンを接種後に別の生ワクチンを接種する場合は、中27日以上（4週間）空ける必要があります。

　感染力や毒性をなくして作られたものを「不活化ワクチン」、また、この不活化ワクチンの一種で細菌の毒素だけを除いて無毒化したものを「トキソイド」といいます。これらのワクチンは1回のみの接種では必要な免疫を獲得することができないので、複数回接種が必要です。同じ種類のワクチンの接種を複数回受ける場合、ワクチンごとに決められた間隔を守る必要がありますが、そのほかのワクチンの組み合わせについては、生ワクチンのような一律の日数制限は設けられていません。

　新型コロナウイルスワクチンで用いられた「mRNAワクチン」は、ウイルスのたんぱく質をつくるもとになる遺伝情報の一部を注射で投与し、それに対して免疫ができる仕組みを利用しています。

2. 定期接種と任意接種

　感染症対策として重要と考えられる病気は、「予防接種法」に基づいて予防接種が進められています。市区町村が実施する「定期接種」は、一定の年齢で予防接種を受けることが定められ、保護者に対して子どもが予防接種を受けるように積極的に勧奨し、予防接種を受けるよう努める義務があります。
　一方で、「任意接種」は定期接種以外の予防接種で、希望者が原則として費用を自己負担[*4]して受けるものです。

[*4] 任意接種のワクチンは原則自己負担ですが、接種費用の一部または全額を助成している自治体もあります。

3. 同時接種

　医学の進歩や社会状況によって予防接種の種類は増加しています。特に、近年ではワクチンの種類も増え、0歳児が接種する定期接種の回数は12回以上にもなります。このような多数のワクチンを1本ずつ受けていては、接種が遅れがちになり、適切な時期に病気を防ぐことが難しくなります。そこで有効となるのが「同時接種」です。あらかじめ混合されていない2種類以上のワクチンを、別々の注射器を用いて、異なる部位に接種します（腕や大腿部など）。それを1度の受診機会に接種することを「同時接種」といい、生ワクチン同士、生ワクチンと不活化ワクチンの組み合わせなど、接種本数に制限はありません。

4. 予防接種と副反応

　予防接種によって人工的に免疫をつくるため、病原体そのものを体内に入れているのではないにしても、弱毒化されたものや、不活化されたものが体内に入れば、体はなんらかの反応を示します。例えば、予防接種をすることによって、接種後に発熱する、接種した部位が硬くなる（硬結）、腫れる（腫脹）などの反応のことを「副反応」といいます。いずれの症状も、予防接種後に想定される反応です。これらの症状は自然に治る軽い症状であることがほとんどですが、まれに重い副反応（アナフィラキシーや髄膜炎）もあります。
　予防接種は発熱時や体調不良の場合は接種することはできません。予防接種の副反応か他の病気かの判断ができなくなるため、医師の診察をもって接種可能かどうかが判断されます。体調のよい時に予防接種をするのが一般的ですが、乳幼児の場合、元気な時でも少しの鼻水や咳があることも考えられ、症状が強くない場合、医師と相談の上、接種可能な場合もあります。

近年、乳幼児が受ける予防接種はかなり増え、前述の同時接種も活用しながら、計画的に接種を行わなければなりません。さらに、現在も予防接種の種類は増加しているため、最新の情報を把握する必要があります。以下に、予防接種のスケジュールを紹介している各種団体のホームページを紹介します。随時更新される新しい情報を確認するようにしましょう。

①国立感染症研究所感染症情報センターウェブサイト
　「予防接種スケジュール」
　https://www.niid.go.jp/niid/ja/schedule.html
②公益財団法人日本小児科学会ウェブサイト
　「日本小児科学会が推奨する予防接種スケジュール」
　https://www.jpeds.or.jp/modules/activity/index.php?content_id=138
③NPO法人「VPDを知って子どもを守ろう」の会ウェブサイト
　「予防接種スケジュール」
　https://www.know-vpd.jp/children/index.htm

① 　② 　③

第10章 子どもがよくかかる病気（感染症）

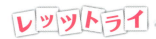 演習課題

Q あなたの母子健康手帳を参考にしながら、また、家族に話を聞きながら、どのような病気にかかってきたのか、予防接種を受けたのかを確認しましょう。

あなたが受けた予防接種と、現在の予防接種の違いを確認しましょう。任意接種だった予防接種が、現在では定期接種に変わっているものがあります。

病気自体は軽症で済むものの、妊婦に感染すると胎児に影響を及ぼす病気がありました。書き出してみましょう。保育所等にいるの子どもの健康だけではなく、保護者や職員の健康を守ることも大切です。

この単元で学習した「子どもが回復しても飛沫や鼻汁、排泄物からウイルスが一定期間排出される病気」を書き出しましょう。これらの病気は特に園で流行しやすく、保育者の手を介して感染が広がらないようにしなくてはなりません。

【引用文献】
1）北海道科学大学ウェブサイト：印藤智一監「免疫とは？仕組みや種類、高める方法を分かりやすく解説！」
https://www.hus.ac.jp/hokukadai-jiten/detail/46af43cb46ebb006c7765f2083fb07b579c2b9b6-17711/

【参考文献】
こども家庭庁「保育所における感染症対策ガイドライン（2018年改訂版）」（2023（令和5）年5月一部改訂）＜2023（令和5）年10月一部修正＞
https://www.cfa.go.jp/assets/contents/node/basic_page/field_ref_resources/e4b817c9-5282-4ccc-b0d5-ce15d7b5018c/cd6e454e/20231010_policies_hoiku_25.pdf
厚生労働省ウェブサイト「感染症情報」
https://www.mhlw.go.jp/stf/seisakunitsuite/bunya/kenkou_iryou/kenkou/kekkaku-kansenshou/index.html

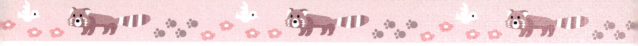

> **コラム** ホイクとホケン⑥
>
> # 予防接種スケジュールの解説

予防接種のスケジュールを調べてみましょう（p.164参照）。まず、それぞれのワクチンが「不活化ワクチン」なのか「生ワクチン」なのかが示され、そして、ワクチン名が書かれています。2024（令和6）年4月から「5種混合」というワクチンが加わり、5種類の病気（ジフテリア・百日咳・破傷風・ポリオ・Hib＊5：ヘモフィルスインフルエンザ菌b型）を防ぐワクチンが混ざってできています。そして、ほとんどの予防接種が「定期接種」なのが分かります。

予防接種は生後2か月の早い時期から実施されており、同時接種することによって、1回の診察で複数種類のワクチンを接種することになります。

ロタウイルスワクチンは、注射ではなく「飲むワクチン」となっています。1価と5価というのは、それぞれ1種類、5種類の弱毒化したロタウイルスがワクチンに含まれているという意味です。

1歳の誕生日を迎えたら、すぐに接種したい予防接種がMR（麻しん風しん混合ワクチン）と水痘ワクチンです。任意接種のおたふくかぜと、小児肺炎球菌、5種混合を同時接種することも可能です（この場合、一度の診察で5か所に注射をすることになります）。MRは5歳児クラスで卒園までに2回目の予防接種を受けることを保護者へ周知します。水痘ワクチン接種後、3カ月上（標準的には6〜12か月の間隔を空けて）、計2回の接種を受けます。

日本脳炎ワクチンの予防接種は、標準的には3歳で2回、4歳で1回の接種です。

HPVは、ヒトパピローマウイルスのことで、性的接触のある女性であれば50％以上が生涯で一度は感染するとされている一般的なウイルスです。子宮頸がんをはじめ、肛門がん、膣がんなどのがんや、尖圭コンジローマの性病など、多くの病気の発生にかかわっています。そのため男子もHPVワクチンの接種は（任意ですが）可能なのです。HVPの中には子宮頸がんを起こしやすい種類（型）があり、HPVワクチンは、このうち一部の感染を防ぐことができます。

＊5
「Hib（ヒブ）」とはヘモフィルスインフルエンザ菌b型という細菌によって発症する病気で、季節性のインフルエンザ（ウイルス性）のものとは異なります。ほとんどが5歳未満で発生し、肺炎、髄膜炎、化膿性の関節炎などになります。症状がないまま菌を保有（保菌）して日常生活を送っている子どもも多いのが特徴です。Hibワクチン定期接種後、インフルエンザ菌による髄膜炎罹患率は0となっています。

第10章 子どもがよくかかる病気（感染症）

第11章
子どもがよくかかる病気（アレルギー）

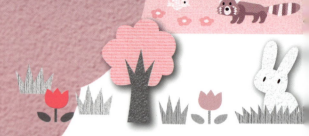

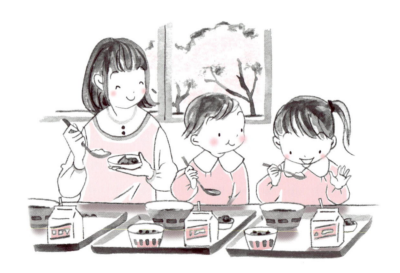

 エクササイズ　　自由にイメージしてみてください

保育施設におけるアレルギー対応には、どのような配慮が必要か考えてみましょう。

第11章 子どもがよくかかる病気（アレルギー）

学びのロードマップ
この章のまとめ！

- 第1節
  アレルギーとは、体の中でどのようなことが起きているのか、体の外から侵入してくる病原体（異物）から体を守る仕組みと過剰反応について学びます。

- 第2節
  子どもが年齢とともに発症しやすいアレルギー疾患について、基本的な発生機序を学びます。

- 第3節
  保育施設で生活するアレルギー疾患をもつ子どもには、どのような配慮や管理が必要か、乳幼児期の発達特性をふまえた対応を学びます。

この章の なるほど キーワード

■「アナフィラキシー」…アレルギー反応により、皮膚や呼吸器、消化器などに複数の症状が現れることをアナフィラキシーと呼びます。特に呼吸困難や血圧低下、意識障害を呈するものをアナフィラキシーショックといい、直ちに対応しないと命にかかわります。

海外の研究で、防御（prophylaxis）に対して無防御という意味でanaphylaxisと命名されたのが「アナフィラキシー」の語源だそうです。

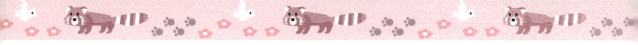

第1節　アレルギーの定義と分類

1. 免疫

　私たちの体には、ウィルスや細菌などの病原体や異物から体を守る仕組みが備わっています。このように自分の細胞と異物を見分け、異物（抗原）を取り除こうとする反応を免疫反応といいます。免疫には、生まれながらに備わっている「自然免疫」と生後獲得する「獲得免疫」があり、私たちの体内では病原体に対し、このような二段構えで対抗しています。

免疫グロブリンには、IgG、IgA、IgM、IgD、IgEの5種類があります。

（1）自然免疫

　病原体が体内に侵入すると、好中球やマクロファージなどの食細胞やNK細胞がいち早く病原体を攻撃し、排除します。このように、生体防御の最前線に位置しているのが自然免疫です。

（2）獲得免疫

　体内に侵入した病原体の情報を記憶することで、体内に免疫グロブリン（抗体）を作り、この抗体によって病原体（抗原）を取り除く仕組みのことを獲得免疫といいます。このため、一度かかった感染症に対しては、免疫反応により発病を防ぎ、かかっても軽症ですみます。予防接種は、獲得免疫の仕組みを利用した病気予防です。

2. アレルギー

　アレルギーとは、食物や花粉、ほこりなど本来なら反応しなくてもよい無害な異物に対し、くしゃみ、発疹、呼吸困難などを引き起こす過剰な免疫反応のことをいいます。
　アレルギー疾患には、食物アレルギー、アトピー性皮膚炎、アレルギー性鼻炎、アレルギー性結膜炎、気管支喘息、薬剤や昆虫アレルギーなど、症状・経過とも多様な疾患が含まれます。

（1）アレルギーの仕組み

　アレルギーの原因となる食物、花粉、ダニなどのアレルゲン（抗原）が体内に入ると、異物とみなして排除しようとする免疫機能が働き、IgE抗体が作られます（感作）。感作が成立した後に、再びアレルゲンが体内に入ってくると、肥満細胞（マスト細胞）表面のIgE抗体と結合し、これが刺激と

第11章 子どもがよくかかる病気（アレルギー）

なって肥満細胞や好塩基球などに含まれている化学伝達物質（ヒスタミンなど）が放出され、粘膜の腫れや喘息症状、かゆみなどのアレルギー症状を引き起こします。

「肥満細胞」という名前ですが、肥満症とは無関係です。

（2）アレルギーマーチ

遺伝的にアレルギーになりやすい体質の人（アトピー素因[*1]）が、年齢を経るごとに次から次へとアレルギー疾患を発症する様子をアレルギーマーチといいます（図11-1）。小児期には、乳幼児期のアトピー性皮膚炎を始まりとし、続いて食物アレルギー、気管支喘息、アレルギー性鼻炎と次々に変化した病態が、異なる時期に出現してくることが多いです。近年、乳幼児のアレルギー疾患が増加する中で、この「アレルギー・マーチ」の発症、進行を予防することが重要な課題となっています。

[*1] アトピー素因とは、アレルゲンに対するIgE抗体を産生しやすい体質で、本人もしくは親兄弟に、気管支喘息やアトピー性皮膚炎などの疾患がみられることをいいます。

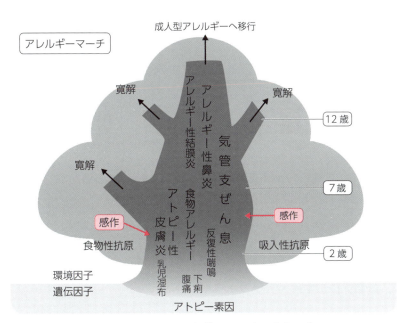

図11-1　アレルギーマーチのイメージ

※本図はアレルギー疾患の発症・寛解を図示したもので「再発」については示していない
（2010改編図）
日本小児アレルギー学会「小児アレルギー疾患総合ガイドライン2011」（2011年5月）より（原図：馬場実、改変：西間三馨）
出典：厚生労働省：保育所におけるアレルギー対応ガイドライン（2019年改訂版）
https://www.cfa.go.jp/assets/contents/node/basic_page/field_ref_resources/e4b817c9-5282-4ccc-b0d5-ce15d7b5018c/cc94d067/20240205_policies_hoiku_86.pdf

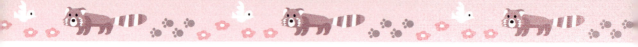

第2節　主なアレルギー疾患

保育所において対応が求められる、乳幼児がかかりやすいアレルギー疾患には、食物アレルギー、アナフィラキシー、気管支喘息、アトピー性皮膚炎、アレルギー性結膜炎、アレルギー性鼻炎などがあります。乳幼児の場合は複数のアレルギー疾患を合併していることが多いのが特徴です（図11－2）。

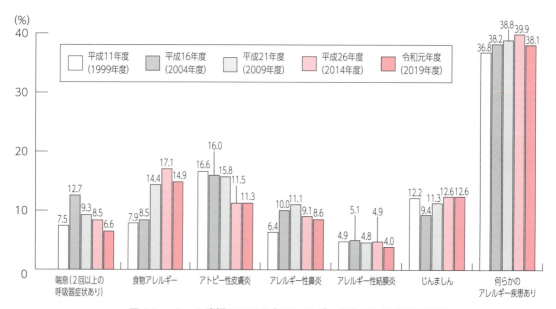

図11－2　3歳児における各アレルギー疾患のり患状況の推移

注：割合（％）については、各疾患の無回答を除外して算出した。
　　何らかのアレルギー疾患あり：全疾患について無回答を除外して算出した。
出典：東京都健康安全研究センター『アレルギー疾患に関する3歳児全都調査（令和元年度）報告書』2020年

1．食物アレルギー・アナフィラキシー

（1）食物アレルギー

食物アレルギーとは、特定の食品を食べると、食べた後にかゆみや発疹などの皮膚症状や嘔吐、下痢などの消化器症状、喘息様の喘鳴[*2]などの呼吸器症状といった全身性に生じる症状のことをいいます。多くはタンパク質が原因で、原因食品としては、幼少時は鶏卵、牛乳、小麦が多く、年長になるにつれ魚卵類、木の実類、落花生（ピーナッツ）、果物などがみられるようになります（表11－1）。

（2）アナフィラキシー

アレルギー症状のうち、じんま疹などの皮膚症状、腹痛や嘔吐などの消化器症状、息苦しさなどの呼吸器症状が複数同時にかつ急激に出現した状態を

[*2] 喘鳴（ぜんめい）とは、気管支内が狭くなって息を吐くときに「ゼーゼー」「ヒューヒュー」という音が聞こえる状態のことを指します。

第11章 子どもがよくかかる病気（アレルギー）

表11-1　食物アレルギー新規発症の原因食物

	0歳 (1,328)	1・2歳 (901)	3～6歳 (1,097)	7～17歳 (491)	≧18歳 (164)
1	鶏卵 61.8%	鶏卵 28.7%	クルミ 34.5%	クルミ 18.7%	小麦 18.9%
2	牛乳 20.9%	クルミ 19.6%	イクラ 14.1%	エビ 12.4%	エビ 16.5%
3	小麦 13.1%	イクラ 13.0%	落花生 11.6%	イクラ 7.9%	大豆 9.1%
4		落花生 7.4%	カシューナッツ 9.2%	カシューナッツ 6.3%	
5		カシューナッツ 6.5%			

注釈：各年齢群で5％以上の頻度の原因食物を示した。
出典：消費者庁「令和6年度　食物アレルギーに関連する食品表示に関する調査研究事業報告書」2024年

 エピソード（1）　牛乳パックのストローから

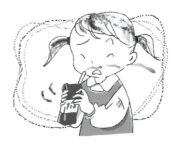

　牛乳アレルギーを有するミユちゃん（3歳）。給食は牛乳を除去した完全除去食、飲み物はお茶を飲んでいます。ある日、給食を食べ終わり保育士が片付け始めていると、ミユちゃんの顔や手の甲が赤く腫れ、かゆそうにかきむしっています。どうやら、同じテーブルに座っていた子が持つ牛乳パックのストローから牛乳が飛び跳ねてしまい、ミユちゃんの顔や手の甲に付着してしまったようです。保育士はすぐにミユちゃんの顔や手を洗うとともに、嘱託医や保護者に連絡をして緊急受診となりました。

アナフィラキシーといいます。特に、血圧が低下し意識レベルの低下や脱力が見られる状態を「アナフィラキシーショック」と呼び、生命にかかわる重篤な状態であり、ただちに救急車の要請や「エピペン®」[*3]を使用するなどの対応をとらなければなりません。

　アナフィラキシーを起こす要因には、食物、昆虫（ハチ）、ラテックス（天然ゴム）、医薬品などがあります。乳幼児期の場合は食物アレルギーに起因するものが多いです。

*3
エピペン®は、アナフィラキシーがあらわれたときに使用し、医師の治療を受けるまでの間、症状の進行を一時的に緩和し、ショックを防ぐための補助治療剤（アドレナリン自己注射薬）です。アナフィラキシーを根本的に治療するものではなく、注射後はただちに医療機関へ救急搬送する必要があります。使用方法等については本章 p.178を参照してください。

(3) 口腔アレルギー症候群（OAS：oral allergy syndrome）

　口腔アレルギー症候群とは、口腔粘膜に現れる野菜や果物に対する即時型アレルギー[*4]症状で、患者の多くは花粉症をもっています。例えばシラカンバ花粉とバラ科の果物（リンゴ、モモなど）との交差反応のように、気道で感作された抗原タンパクが、果物にも含まれるために反応するようになります。食物を食べた直後から口唇や口腔内に症状（ヒリヒリする、イガイガする、腫れなど）が現れ、多くは粘膜の症状だけで回復に向かいますが、全身性の症状を伴うこともあります。

> [*4]
> 即時型アレルギーとは、アレルギーを引き起こすアレルゲン（抗原）が体内に入ってから、短時間（数分～30分、長くても2時間以内）のうちに症状が現れるアレルギーのことです。これに対し、アレルギー症状が起こるまでの時間が短時間でないものは「遅延型アレルギー」といいます。

2. 気管支喘息

　子どもの気管支喘息は、90％以上でアトピー素因が認められています。気道の慢性炎症により、空気の通り道が狭くなることで、発作性にゼーゼー、ヒューヒューといった喘鳴や咳、痰などを伴う呼吸困難を繰り返す疾患です。
　発作の誘因として、ダニやカビ、動物のフケや毛の吸入、風邪などの気道感染症、気候の変化、疲労や心理的ストレスなどが挙げられ、食物アレルギーの一症状としてもあらわれます。発作時には薬物療法（気管支拡張薬や酸素の吸入）が行われ、治療ガイドラインに沿った長期管理が重要となります。また、日常生活においてはアレルゲンを減らすため、室内清掃の徹底や寝具の清潔に留意が必要です。

3. アトピー性皮膚炎

　アトピー性皮膚炎は、皮膚にかゆみのある湿疹が出たり治ったりを繰り返す疾患です。多くは体質的に皮膚が乾燥しやすく、外界からの刺激から皮膚を守るバリア機能が弱く、さまざまな刺激に敏感であることや、アトピー素因をもっています。環境条件としては、ダニやハウスダスト、動物の毛、食物、汗、シャンプーなどの洗剤、プールの塩素、砂、生活リズムの乱れや風邪などの感染症など多くの悪化因子があり、注意が必要です。
　皮膚炎は、顔、首、肘の内側、膝の裏側などにみられ、かき壊して悪化しないよう適切な治療（患部外用薬やかゆみに対する内服薬など）とスキンケア（皮膚の清潔と保湿）が重要となります。

4. アレルギー性結膜炎

　アレルギー性結膜炎とは、目に入ったアレルゲンによって、目の粘膜、結

膜（しろめ）にアレルギー反応による炎症（結膜炎）が起こり、目のかゆみ、涙目、異物感（ごろごろする感じ）、目やになどの症状を起こす疾患です。かゆみでこすると痛みが生じ、結膜の浮腫や充血、角膜障害など重症化することがあるので、早めの治療（内服薬、点眼薬）が必要です。

通年性アレルギー性結膜炎では、ハウスダスト、ダニ、ペット（猫や犬）のフケや毛など年間を通じて周囲にあるものがアレルゲンとなります。一方、季節性アレルギー性結膜炎では、スギ、ヒノキ、ブタクサなどの花粉が原因となることが多いです。

5. アレルギー性鼻炎

アレルギー性鼻炎は、鼻に入ったアレルゲンに対しアレルギー反応を起こし、発作性で反復性のくしゃみ、鼻水、鼻づまりなどの症状を引き起こす疾患です。アレルギー性結膜炎と同様に、通年性アレルギー性鼻炎は主にハウスダストやダニ、動物のフケや毛が原因で生じ、季節性アレルギー性鼻炎では花粉が原因となることが多いです。

第3節　アレルギー症状のある子どもの保育

保育所生活においては、給食をはじめプールや屋外活動などアレルギー疾患を引き起こしやすい場面が多くあります。医師の指示や与薬など、事前に保護者と注意事項を確認し、適切な対応ができるよう情報共有を行い、緊急時の体制について全職員で周知徹底することが必要不可欠です（表11－2）。

表11－2　各アレルギー疾患と関連の深い保育所での生活場面

生活の場面	食物アレルギー・アナフィラキシー	気管支喘息	アトピー性皮膚炎	アレルギー性結膜炎	アレルギー性鼻炎
給食	○		△		
食物等を扱う活動	○		△		
午睡		○	△	△	△
花粉・埃の舞う環境		○	○	○	○
長時間の屋外活動	△	○	○	○	○
プール	△	△	○	△	
動物との接触		○	○	○	○

○：注意を要する生活場面　　△：状況によって注意を要する生活場面
出典：厚生労働省「保育所におけるアレルギー対応ガイドライン（2019年改訂版）」2019年
　　　https://www.cfa.go.jp/assets/contents/node/basic_page/field_ref_resources/e4b817c9-5282-4ccc-b0d5-ce15d7b5018c/cc94d067/20240205_policies_hoiku_86.pdf

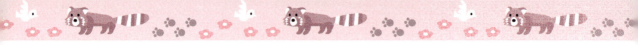

1．保育所における「食物アレルギー・アナフィラキシー」対応の基本

　保育所における給食は、子どもの発育・発達段階、安全への配慮、必要な栄養素の確保とともに、食育の観点も重要です。

（1）食事の対応

　安全への配慮を重視し、できるだけ単純化し、「完全除去」か「解除」の両極で対応を開始します。家庭で食べたことのない食物は、保育所では提供しないことを基本とします。

　調理室においては、作業工程や動線、調理器具の使用に十分留意し、効率的で混入（コンタミネーション）のない調理と搬送を徹底します。配膳時の誤配を避けるため、トレーや食器の色を変えたり、名札などの目印を表示し声掛け確認を行うなど複数の配慮を行います。

　また、他の子と同じものを食べられない精神的負担を軽減するため、代替食品で同じようなもの（色彩）が食べられるように工夫（例：ちらし寿司の錦糸卵の代わりにコーンを添える等）することが望ましいです。

　食事の対応（除去や解除）については、保護者の依頼を受けた医師（子どものかかりつけ医）が記入する「生活管理指導表」（表11－3）に基づいて適切に行うとともに、アナフィラキシーに備え緊急対応の体制を整え、保護者と緊急時の対応について協議し、全職員で情報共有することが重要です。

（2）アナフィラキシーの対応

　過去にアナフィラキシーを起こしたことがあるかに注意し、症状が出たときに服用する薬や緊急時に使用できるアドレナリン自己注射（エピペン®）が処方されているかを確認します。エピペン®を預かる場合には、事前に全職員を対象にエピペン®トレーナーを用いた講習会を実施し、使用方法や保管場所を周知徹底し適切に使用できるよう体制を整える必要があります（図11－3）。

　エピペン®が処方されておらず、血圧低下や顔色が悪くなった場合には、ただちに救急車を要請し、救急車到着まで仰向けに寝かせて足を高くし観察を続けることが必要です。

第11章 子どもがよくかかる病気（アレルギー）

表11-3 保育所におけるアレルギー疾患生活管理指導表

出典：厚生労働省「保育所におけるアレルギーガイドライン 2019」p.8
https://www.cfa.go.jp/assets/contents/node/basic_page/field_ref_resources/e4b817c9-5282-4ccc-b0d5-ce15d7b5018c/cc94d067/20240205_policies_hoiku_86.pdf

■ 注射の準備

打つ場所の再確認

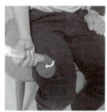

太腿の付け根と膝の中央のやや外側に注射する。
衣服の上からでも打つことができる。

介助者がいる場合

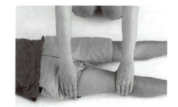

介助者は太腿の付け根と膝をしっかり固定する。

■ 注射の方法

カバーを開け、ケースから取り出す。

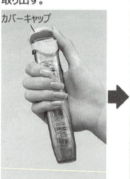

カバーキャップ

利き腕でペンの中央を持ち、青色の安全キャップを外す。

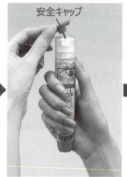

安全キャップ

太腿の前外側に垂直にオレンジ色の先端を「カチッ」と音がするまで強く押しつける。太腿に5秒間押しつけ注射する。

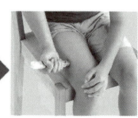

自分で打つ場合

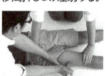

介助者が2人の場合

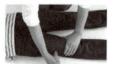

介助者が1人の場合

■ 注射後の対応

エピペン®を太腿から抜き取り、カバーが伸びているのを確認する。

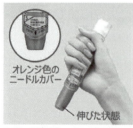

オレンジ色のニードルカバー
伸びた状態

カバーが伸びていない場合は、再度押しつける。

使用済みのエピペン®をオレンジ色のカバー側からケースに戻す。

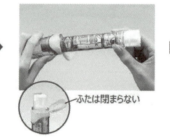

ふたは閉まらない

救急車を呼び、医療機関を受診する。

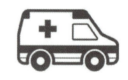

図11-3　エピペン®の使い方

出典：日本アレルギー学会「アナフィラキシーガイドライン2022」2022年　p.27

第11章 子どもがよくかかる病気（アレルギー）

> **エピソード（2）** エピペン®使用後、回復したと思われた5歳児
>
>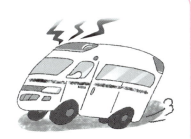
>
> 　5歳のユウタ君には、重度の小麦アレルギーがありエピペン®が処方されています。給食は完全除去食で対応されていましたが、この日は、ほかの子どもが小麦粉粘土で遊んだ直後に、ユウタ君の顔に触れてしまったようです。たちまち頬が赤く腫れ、呼吸も荒く苦しそうだったので、保育士たちが見守る中、園長が預かっていたエピペン®を使用しました。すぐに症状がおさまり、保護者連絡をして今後の対応を相談しました。念のため、園から5分のところにある園医に保育士が運転する公用車で受診することにしましたが、搬送途中の車内で再び息苦しい様子になり、アナフィラキシーが再発してしまいました。園医の指示でその場で救急車を要請し、ユウタ君は救急病院へ搬送され、適切な処置を受けることができました。

2. 保育所における「アトピー性皮膚炎」対応の基本

　保育所での活動のあとは皮膚の清潔に留意し、皮膚炎が悪化しないように、以下のようなことに努める必要があります。

> ①汗をかいた後は、シャワーなどで洗い流すことが望ましい。また、保湿剤を預かっている場合は、皮膚が乾燥する前に保湿剤を塗布する。
> ②かゆみがある場合は、患部を濡らしたタオルや保冷材で冷やして様子をみる。症状が治まらない場合は保護者連絡をする。
> ③プールの塩素の刺激により、皮膚炎が悪化する可能性があるため、重症な場合はプールを控えるか、短時間にとどめ、プール後はシャワーで入念に洗い流すことが大切である。
> ④紫外線による刺激が皮膚炎を悪化させる場合があるため、長時間の屋外での活動には、衣服、帽子、日焼け止めクリームなどで直射日光があたる量を少なくし、テントや室内でこまめに休憩をとらせるなどの配慮が必要である。

3. 保育所における「気管支喘息」対応の基本

　ほとんど発作を起こさない軽度の子どもに対しては、保護者や主治医と相談したうえで、過剰な制限がないように活動させることが望ましいです。一方で、その日の体調に応じて、活動の負荷を調整するなど細やかな配慮が必要です。

---

①発作を誘発するダニ、カビ、ハウスダストなどの室内の環境衛生に留意し、午睡に使用する布団やシーツの清潔に留意し、防ダニシーツ等の使用など必要に応じて対策を講じる。
②激しい運動は発作を誘発することがあるが、体力をつけることで発作が起きにくくなるため、主治医や保護者と協議のうえ、体調に応じて運動量を調節するよう留意する。
③動物の飼育活動や遠足、移動動物園などの動物と触れ合う体験については、主治医や保護者と協議のうえ個別に対応する。
④発作が起きたときは、まず静かな部屋で起座位（座った体勢）にさせて心身の安静をはかり、慌てず優しく声かけをして子どもの不安を取り除くことが重要である。発作の程度を保護者に連絡し、呼吸困難がみられる場合は救急車を要請する。
⑤発作時に使用する内服薬や、気管支拡張剤の吸入薬を預かる場合は、使用するタイミングや取り扱いについて、事前に習熟しておく必要がある。

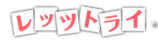

演習課題

Q p.179、エピソード（2）「エピペン®使用後、回復したと思われた5歳児」を読んで、あなたはどのように感じましたか。

保育所の対応について、問題と思われる点を書き出してみましょう。

....

....

....

第11章 子どもがよくかかる病気（アレルギー）

ステップ　「ホップ」で書き出したことをグループで共有し、改善策について話し合いましょう。

ジャンプ　話し合った問題点と改善策について、文章にまとめてみましょう。

● 発展的な学びにつなげる文献

- 栗原和幸・監修、あおきひろえ・絵「よくわかるこどものアレルギー2　食物アレルギー」ポプラ社 2014年発刊
  アレルギーを有する子どもへの対応や配慮について、保育所でのさまざまな場面ごとに紹介されており、絵本形式のため、保育士はもちろん子どもにもわかりやすく表現されている。
- 厚生労働省 / Ministry of Health, Labour and Welfare（厚生労働省公式 Youtube チャンネル）「保育所におけるアレルギー対応ガイドライン（1／2）」
  https://www.youtube.com/watch?v=pJOAM8dE7WU
  「保育所におけるアレルギー対応ガイドライン（2／2）」
  https://www.youtube.com/watch?v=axFou4QgB-4&t=1042s
  上記ガイドラインを小児科医が詳細に解説する動画です。職員研修や自己研修でも活用できます。
- 文部科学省 / mextchannel（文部科学省公式 Youtube チャンネル）「学校におけるアレルギー疾患対応資料：文部科学省」
  https://www.youtube.com/watch?v=caZv1Zwznis
  アナフィラキシーショックのエピペン® 対応事例について、適切に対応できなかった例および適切な例が緊迫したドラマ仕立てで展開されています。

【引用文献】

1）厚生労働省「保育所におけるアレルギー対応ガイドライン（2019年改訂版）」2019年　pp. 4-5、p.30
　https://www.cfa.go.jp/assets/contents/node/basic_page/field_ref_resources/e4b817c9-5282-4ccc-b0d5-ce15d7b5018c/cc94d067/20240205_policies_hoiku_86.pdf

2）日本小児アレルギー学会ウェブサイト「食物アレルギー診療ガイドライン2021 ダイジェスト版」（第5章　疫学）
　https://www.jspaci.jp/guide2021/jgfa2021_5.html

3）ヴィアトリス製薬エピペン® ウェブサイト「エピペン® ガイドブック2021」p.12
　https://www.epipen.jp/download/EPI_guidebook_j.pdf

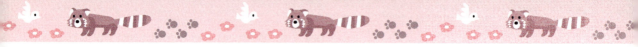

4）東京都健康安全研究センター「アレルギー疾患に関する3歳児全都調査（令和元年度）報告書」2020年　p.15

【参考文献】
一般社団法人日本アレルギー学会「アナフィラキシーガイドライン2022」2023年
　　https://www.jsaweb.jp/uploads/files/Web_AnaGL_2023_0301.pdf
国立研究開発法人国立成育医療研究センターホームページ
　　https://www.ncchd.go.jp

> **コラム**　ホイクとホケン⑦
>
> ## 成長途上にある子どものアレルギー
>
> 　アレルギー疾患は、時に命にかかわる重篤な症状をもたらすことがあり、細心の注意が必要ですが、保育所で過ごす子どもたちは皆、重要な成長途上にあります。このため、保育所はアレルギー疾患を有する子どもに対する過度な制限は子どもの精神的負担となること、また、不必要な食物除去は栄養バランスの偏りにもつながることを念頭において、子どもの最善の利益を考慮した教育的、福祉的な配慮を行う責務があります。「生活管理指導表」（表11-3）をコミュニケーションツールとした、保護者やかかりつけ医との綿密な連携が重要です。

第11章 子どもがよくかかる病気（アレルギー）

第12章
その他の子どもがよくかかる病気

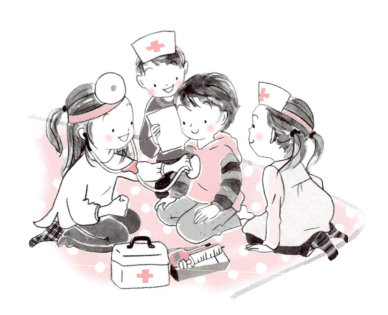

 エクササイズ　　　自由にイメージしてみてください

子どもの頃はどんな病気にかかりやすいでしょうか。自分自身の子どもの頃も思い出し、考えてみましょう。

第12章 その他の子どもがよくかかる病気

学びのロードマップ

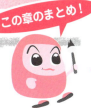

この章のまとめ！

- 第1節
  生きるために必要な「息をする」ための器官である呼吸器にかかわる子どもの病気について学びます。

- 第2節
  生きるために必要な「食べる」ための器官である消化器にかかわる子どもの病気について学びます。

- 第3節
  デリケートで少しの刺激でも症状に出やすい子どもの皮膚にかかわる病気について学びます。

- 第4節
  日々発達する子どもの骨格や筋肉や、それにかかわるけがや病気について学びます。

- 第5節
  子どもの耳や鼻にかかわる病気について学びます。

- 第6節
  外から見えないが子どもの成長発達にかかせない内分泌やそれにかかわる病気について学びます。

この章の なるほど キーワード

■**子どもと大人の違い**…「子どもは大人のミニチュアではない」といわれます。体が小さいだけではありません。例えば同じ症状が出たとしても、年齢により病気が異なる場合もありますし、診察の方法も大人とは違います。薬の量は年齢によっても変わりますが、体格や状況によっては同年齢でも個人によって異なります。成長の妨げになるという理由で、検査や治療ができないこともあります。

子どもが大人とは違うこと、支援が必要な存在であることを理解したうえで、子どもに寄り添える保育者になってください。

第1節　呼吸器の病気

1. 呼吸器とは

　呼吸器は、空気の通り道である気道（上気道、下気道）と酸素と二酸化炭素を交換する場である肺で構成されます。さらに、上気道は鼻腔、咽頭、喉頭、そして下気道は気管、気管支で構成されています[*1]。

*1 第3章 p.48 参照。

2. 子どもと大人の気道の違い

　子どもと大人の身体の仕組みの違いを知ることで、その仕組みの違いによって子どもに生じやすい病気や症状などの理解にもつながります。子どもと大人の呼吸器の違いを知れば、呼吸器の病気や症状などが理解でき、病気以外にも、異物の誤飲や誤嚥を起こす要因についても理解が深まります。

　子どもと大人では、息をするときに使う身体の部分が異なります。乳児は腹式呼吸といい、おなかを使って息を吸ったり吐いたりします。大人は胸式呼吸といい、肺を使って息をしています。人は、おなかを使った呼吸から徐々に胸とおなかを使った呼吸となり、次第に肺を使った胸式の呼吸に移行しま

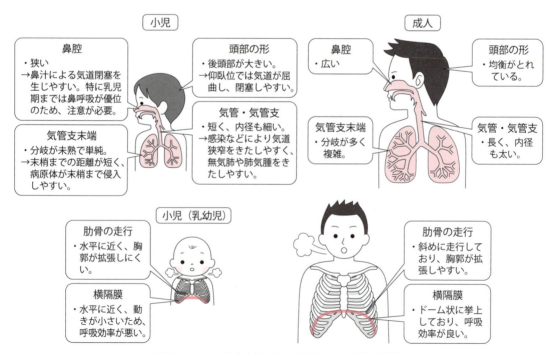

図12-1　大人と比較した子どもの気道の特徴

出典：医療情報科学研究所編『病気が見える VOL.15　小児科』メディックメディア　2022年 pp.557-558

す（図 12 − 1）。

　また、乳幼児の息をするために使う気道は、大人と比べると未熟です（図 12 − 2）。子どもの気道は、短く小さく単純な形状であり、柔らかくつぶれやすい性質をもっています。

　その中でも「息をする」ということは、生きていくために必要な日常生活動作です。病気の時には、息をする仕方や症状により特徴的な咳を伴う場合もあります。健康な時と病気や症状による呼吸の違いを知ることは、子どものいつもと違う様子に気がつく一つの手立てになります。

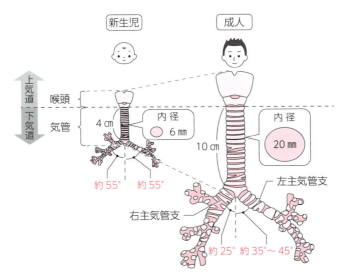

図 12 − 2　新生児と成人の喉頭から主気管支の比較徴

出典：医療情報科学研究所編『病気が見える VOL.15　小児科』メディックメディア　2022 年 p.557

3. 呼吸器の病気

（1）かぜ症候群

　かぜ症候群は、鼻水と鼻が詰まった感じ、のどの痛み、咳を伴う急性の病気の一つです。多くはウイルスによる感染であり、最も一般的な感染症です。1 週間程度で自然と改善する病気であり、インフルエンザとは異なります。症状が軽い場合は、安静と保温、栄養と水分補給で対応します。症状が重い場合は、薬による治療が必要となります。

（2）急性細気管支炎

　急性細気管支炎は、2 歳未満の乳幼児に多く、ウイルス感染によるものがほとんど、その中でも RS ウイルスによるものが半数以上です。発熱、咳、

鼻水の症状があらわれ、肺や気管支などにも感染が広がると喘息や呼吸困難を伴います。重症化すると鼻をぴくぴく動かす鼻翼呼吸や胸の一部が陥没するような息をする陥没呼吸、身体に酸素が少ない時には、爪や唇、顔面が蒼白となるチアノーゼが起きます。また、肺からは笛を吹いたような笛音が聞こえます。

（3）肺炎

　肺炎は、感染して起きるもの（細菌やウイルス）とそれ以外で起きるものとに分けられます。どの場合でも発熱や咳がみられますが、咳には乾いたものと痰や膿がからむものがあり、特徴的な咳をします。乳幼児の場合、多くは細菌の感染により肺炎になります。近年では、新型コロナウイルスの感染から肺炎を発症することもあり、鑑別が必要となっています。

第2節　消化器の病気

1. 消化器はどこまで

　消化器は、口から肛門まで続く器官です。食物を口から摂取し、胃や腸で消化し、栄養素を分解、吸収し血液により全身に運びます。一方で、消化しにくかったものなどの老廃物は、排泄という方法で体の外に出されます。

　子どもの胃の形と大人の胃の形は、大きく異なります。大人は胃の形は、アルファベットの「J」のような形をしています。空腹時は50 mL程度しかありませんが、食事をすると1.5～2Lほどの大きさに膨らみます。子どもは、成長に伴い胃の大きさも変わっています。出生時は30～60 mL程度ですが、1歳ごろには、200～300 mLとなっていきます。形もアルファベットの「I」のような形状をしていて、嘔吐などがしやすい形になっています。

2. 消化器の病気

（1）肥厚性幽門狭窄症

　肥厚性幽門狭窄症は、男児で第1子に出現しやすく、生後1か月頃から、噴水様の嘔吐がみられます。胃から小腸につながっている胃の出口あたりの筋肉が厚く、狭くなっていることにより起こる病気です。ミルクを通さなくなり、嘔吐の回数と量が増えます。治療は、手術療法で再発はまれです。

第12章 その他の子どもがよくかかる病気

（2）ヘルニア

　ヘルニアとは、ラテン語で「飛び出す」という意味があります。臓器は、普通は決められた場所に収まっていますが、何らかの原因によって、弱くなった組織の隙間から飛び出していることからヘルニアといわれています。子どもでは、鼠径部（そけい）ヘルニアや臍（さい）ヘルニア、横隔膜ヘルニア、腹部ヘルニアなどがみられます。最も多くみられるのが鼠径部ヘルニアです。多くのヘルニアでは、治療は手術が行われます。

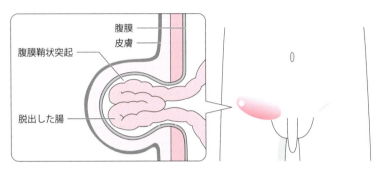

図12－3　鼠径ヘルニアのイメージ

第3節　皮膚の病気

1. 子どもの皮膚の病気

（1）おむつかぶれ（カンジダ症を含む）

　おむつかぶれとは、乳児がおむつを使用することにより、ウンチやおしっこ、汗が皮膚に付着することで生じる「接触性皮膚炎」のことです。尿や汗などに含まれる皮膚刺激物質が皮膚に触れて起こります。
　カンジダ症は、真菌が原因により起こります。生後3か月未満の乳児に多く、肛門周囲や股の間（おむつが触れる部位）、背中に赤い地図状の湿疹がみられます。カンジダ症は、新生児では口の中にも起こります。これを口腔カンジダ症や鵞口瘡といいます。治療は、抗真菌剤を用います。

（2）とびひ（伝染性膿痂疹）

　とびひは、夏場、乳幼児に多く細菌の感染で起こる皮膚の感染症です。顔や手足、からだなどにかゆみを伴い、水泡やおできができます。治療は、皮膚を清潔に保つこと、場合によっては軟膏塗布や内服が行われます。

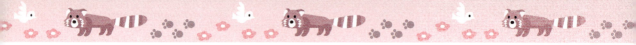

(3) 水いぼ（伝染性軟属腫）

　水いぼは、ウィルスによる感染で、いたみ、かゆみ、熱感などを伴いません。いぼは、柔らかく直径5ミリ以下です。いぼの中心部には、臍のようなくぼみが見られます。接触することで伝播し感染が広がり子どもに多くみられます。目の周囲や身体の皮膚や粘膜にできます。治療は、自然治癒が基本ですが、広がったり、長くかかる場合は、ピンセットでつまみとったり、液体窒素で凍らせて除去することもあります。プールでは移りませんが、タオルや浮き輪などで感染する場合もあるので、プールのあとはしっかりシャワーできれいにしておくことが大事です。

第4節　整形外科の病気

1. 乳児の股関節

　子どもの筋肉の働きや骨の発達は、運動をしたり日常生活を送るうえで重要です。早期に病気などを発見し治療することが求められます。子どもの動きは遊びや生活の中でみることができます。特に乳児の股関節脱臼は、生まれてすぐよりも、しばらくして分かることが多く、見つかれば必ず治療が必要です。

　筋や骨に関する病気は、生活の中で生じる場合もあるため、抱き方やおむつ交換時の配慮で予防できることもあります。乳児期の子どもの身体の特徴とともにお世話の仕方の配慮も学びましょう。

2. 発育性股関節形成不全（先天性股関節脱臼）

　新生児の股関節を形成する股関節窩と大腿骨の一番上（大腿骨頭）が離れる状態、いわゆる股関節脱臼のことを「発育性股関節形成不全」といいます。以前は「先天性股関節脱臼」と呼ばれていたように、生まれる前からすでに股関節脱臼になっている場合もありますが、生まれた後、しばらくたってずれが生じ脱臼する場合の方が多くみられます。

　遊びやおむつを交換するときに気がつくケースが多く、場合により手術が必要なケースもあります。治療中やそのあとの経過で生活に支障が出る場合もあります。脱臼を起こさせない予防方法もあり、抱っこやおむつ交換時の注意点などが掲載されたパンフレットや動画も展開されています。

第12章 その他の子どもがよくかかる病気

第5節　耳・鼻の病気

1. 子どもの耳と鼻

　子どもの耳の機能は、大人と比べると未熟です。子どもの耳は、耳管が短く、太く、角度が水平に近いため細菌の侵入が容易で、急性中耳炎になりやすい構造になっています。

2. 子どもの耳・鼻の病気

（1）急性中耳炎

　急性中耳炎は、乳幼児、特に3歳以下の子どもに多くみられます。風邪などが長引いた場合に起こりやすく、頻度は高いです。耳の症状は耳の痛み、耳の閉塞感、聞こえにくさ（難聴）があります。それ以外にも、発熱、不機嫌、泣く、鼻水、鼻づまりがあります。

　乳幼児は、自分で耳の痛みが訴えられないので、激しく泣く、不機嫌や耳を触るという様子がみられます。医師は、診察時に耳の診察をして鼓膜の様子を確認しています。治療は、主に薬物療法、抗菌剤や痛み止めを使用しますが、重症な場合は、鼓膜を切開します。切開することで、耳の中で膿んだ膿を出し、痛みが消失し解熱します。鼓膜は1週間程度で再生します。

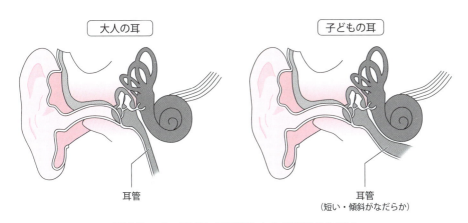

図12−4　子どもの耳管と大人の耳管のちがい

（2）上気道の構造と咳と痰

　上気道には、のど（咽頭）、鼻、耳の入り口である耳管が近くにあるため、風邪や急性咽頭炎や扁桃炎などになると鼻水や痰が出る症状がみられます。

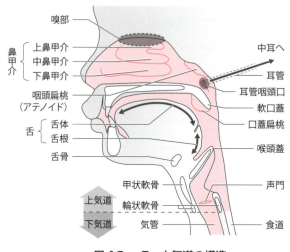

図12－5　上気道の構造

出典：医療情報科学研究所編『病気が見える VOL.15　小児科』メディックメディア　2022年

　子どもは、大人よりも鼻水が多く分泌し、気道に溜まりやすく、体外に排出しようとするときの咳も多くなります。胸の形を作る肋骨は水平で、呼吸をするときに使用する横隔膜は、動きが小さいので痰を出す力が弱く、免疫も未塾なので感染に弱く、咳を起こしやすくなります。食べたものが逆流することでも咳を起こします。

　鼻水や痰を体外に出すことができないため、飲み込んだり、すすったりします。すすり上げることで、鼻水や痰は、耳管を通って中耳のほうに流れていきます。これにより、中耳炎になります。小児科で耳の診察をするのは中耳炎などの耳の炎症を確認するためです。

　のど、耳、鼻の炎症は影響しやすいため、長引く風邪などの時は、気にして症状の観察をすることも必要です。

（3）鼻出血（鼻血）

　鼻出血、いわゆる鼻血は、子どもによくある症状の1つです。子どもの鼻血の90％ぐらいは、鼻の粘膜の毛細血管が集まっている場所であるキーゼルバッハ部位という子どもの指が届きやすい場所からの出血です。鼻の入り口から1cmのところにあり、鼻腔が狭く、アレルギーなどが関与して掻痒感があるため、指で刺激をして出血が生じやすくなります。

（4）急性咽頭炎・扁桃炎

急性咽頭炎や扁桃炎は、細菌性であることが多く、特に溶連菌（A群β溶連菌）の感染によるものが最も多いです。

5〜15歳と罹患の年齢幅が広く、症状は発熱、のども痛み、のどの腫れやのどが赤い、首周囲のリンパ節が腫れるなどです。白苔という白い粒状のものがみられます。乳幼児によっては症状を伝えられないため、食事がとれない、口が開きにくい、しゃべりにくい、よだれが多いなどの状況から気づくこともあります。

第6節　内分泌の病気

1. 体内で起こる化学反応：代謝

エネルギーの獲得や生命を維持するために体内の中で化学反応が起きることを代謝といいます。体内に取り込まれた栄養素は、体内の中で化学反応を起こし、エネルギーとして利用され、余ったものは貯蔵されます。化学反応に何らかの不具合が生じた場合は身体に支障をきたします。

特定の細胞からホルモンが分泌し、受けとった特定の細胞は、そのホルモンを使って作用を発揮します。この働きを内分泌といい、内分泌に関連した病気は、子どもの成長発達などにかかわります。

2. 内分泌の病気

（1）甲状腺機能低下症

甲状腺は、首ののど仏のところにある臓器で、甲状腺ホルモンを分泌します。子どもがおなかの中にいるときから、発育の遅延にかかわるため、出生後には、新生児マススクリーニングで検査し、早期治療が行われやすいです。

甲状腺機能低下症は、知能低下や成長障害がみられ、低身長や、便秘、骨などの発達の遅れなどがあります。

（2）糖尿病

糖尿病とは、体の中で血糖を下げるインスリンというホルモンが出ない、または作用しないことで起こる病気であり、血液中に糖が常に多い状態をいいます。糖が血液の中に多くとどまっていることで、細胞の中にエネルギーである糖が取り込めず、身体はやせ細り、糖が血液の中に多いことで薄めよ

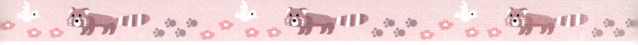

うと多くの飲水をします。飲水をすることでトイレに行く回数が増えます。

　子どもの糖尿病は、インスリンが出なくなる１型糖尿病が多いのですが、近年では、生活習慣の乱れや運動不足、過剰な栄養の取りすぎにより、インスリンの分泌の低下や作用不足となる２型糖尿病の子どもも増加しています。

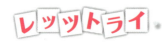 ……………………………………… 演習課題

Q　自分の身体を確認し、子どもの身体の位置関係を理解しよう。

　両手を腰よりも少し高い位置、側腹部にあててみよう。

…………………………………………………………………………………………………
…………………………………………………………………………………………………
…………………………………………………………………………………………………

　胸が膨らむように、大きく深呼吸をしよう。

…………………………………………………………………………………………………
…………………………………………………………………………………………………
…………………………………………………………………………………………………

　両手で、呼吸をすると胸が動いているのを確認しよう。
　　　　膨らんだりしているのは、横隔膜や呼吸筋といわれる筋肉が動いていて、胸郭自体は動いていません。肋骨の間や首の周囲や背中の筋肉など全身の筋肉を使って呼吸をしていることを触って確認をしてみよう。

…………………………………………………………………………………………………
…………………………………………………………………………………………………

【引用文献】
１）医療情報科学研究所編『病気が見える vol.15 小児科』メディックメディア　2022 年　pp.557-558

第12章 その他の子どもがよくかかる病気

第13章
子どもの事故と応急手当

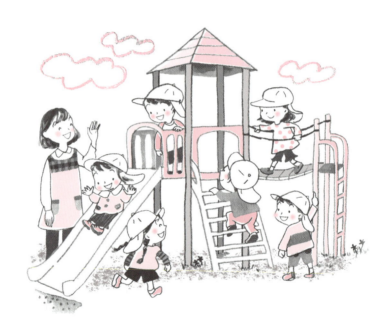

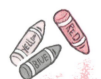 **エクササイズ**　　自由にイメージしてみてください

あなたは1歳児クラスの担当をしています。保育室内での自由遊びの時間、玩具の取り合いから「噛みつき」が起こりました。どんな対応をとりますか？

第13章 子どもの事故と応急手当

この章のまとめ！ 学びのロードマップ

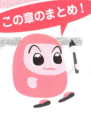

- 第1節
  子どもに多い事故の実態把握からその原因と再発予防の考え方について学びます。

- 第2節
  園で起きやすい事故について、実際の調査結果をもとに学びます。

- 第3節
  子どもに起きやすい、けがとその応急処置について学びます。

- 第4節
  乳児、小児における心肺蘇生法について学びます。

- 第5節
  乳児、小児における異物除去法を学びます。

この章の なるほど キーワード

■「一次救命処置」と「応急手当」…呼吸や心臓が停止した子どもを救助する救命法を「一次救命処置」といい、心肺蘇生（AED 使用も含む）、異物除去がこれにあたります。止血や緊急以外の救命法は「応急手当」といいます。

さらに、病院等の医療機関において医師や救急救命士が行う高度な救命処置を「第二次救命処置」といいます。

第1節　子どもの事故と現状

1. 事故の定義

WHO（世界保健機関）によると事故とは、「認められる障害が故意でない出来事」[1]と定義され、制御不能な偶発的な事故と制御可能な予防できる事故があると解釈できます。

「事故」を意味する英語として以前は、避けることができない運命的なものである「accident」が使用されていましたが、最近では、予見可能な事故としての意味合いをもつ傷害の「injury」が使用されるようになっています。

傷害の「不慮の事故」として、転倒・転落・墜落、溺死・溺水、窒息、煙・火への暴露などがあります[2]。

2. 死因上位：「不慮の事故」

*1
p.27：表1－2参照。

本書の第1章[*1]で学んだように、不慮の事故による死亡率は、0歳児では第3位、1～4歳児では第2位、5～9歳児では第5位と乳幼児の上位に「不慮の事故」があがってきています。そして0歳児の死因第5位に、乳幼児突然死症候群（以下「SIDS」）[*2]が入っていることは頭に入れておくべき点です[4]。

*2
乳幼児突然死症候群とは、何の予兆や既往歴もないまま乳幼児が死に至る原因のわからない病気で、窒息などの事故とは異なります。以下の3つのポイントを守ることにより、SIDSの発症率が低くなるというデータがあります[3]。
①1歳になるまでは、寝かせる時はあおむけに寝かせる、②できるだけ母乳で育てる、③たばこをやめる（大きな危険因子。妊娠中の喫煙はおなかの赤ちゃんの体重が増えにくくなり、呼吸中枢にも明らかによくない影響を及ぼす）。

消費者庁の報告（平成29（2017）～令和3（2021）年の5年間）[5]によると、子どもの不慮の事故1,229件のうち以下のような特徴がみえてきます。

①「窒息」は、0歳で圧倒的に多く発生。（ベッド内での不慮の窒息等）
②「交通事故」は、2歳以上で全て1位。
③「溺水」[*3]は、1歳、5歳以上で2位。
④年齢別詳細死因順位[*1]でみると3歳、5歳以上で自然水域での事故が上位。
⑤「転倒・転落」について、年齢別の詳細順位でみると「建物からの転落」は、2～4歳と10～14歳が多い。

*3
「溺水」とは水で溺れること、および水で溺れて死ぬこと、「溺死」は水で溺れて死ぬことを指します。

3. 子どもの特性と事故との関連

以下の通り、子どもの特性と事故発生には密接な関係があります。

①身長に占める頭の割合が大きい（「頭でっかち」→「転倒・転落」など）
②運動能力の未熟さ（「駆けだしたら、急に止まれない」→「衝突」など）
③自己中心性（「周りがみえない」→「飛び出し」など）
④因果関係認知の未熟さ（「こうなったら（原因）こうなる（結果）という関係性を予見できない」→「誤飲・誤嚥」など）
⑤危険認知発達の未熟さ（「危険であることがわからない」→「高所転落」など）
⑥視野領域の未熟さ（「視野が狭い、つまり死角が生まれやすい」→「つまずき転倒」など）

第2節　園内で発生する事故の特徴

1. 園の管理下における事故

（1）死亡事故事例

　日本スポーツ振興センターのデータ[6]によると、2023（令和5）年度における幼稚園・保育所等での死亡事例件数は1件（保育園児5歳の男児・溺死）でした。
　また、田中哲郎[1]による報告データ（2015（平成27）～2017（同29）年）よると、主な死亡事故例は表13-1の通りです。

表13-1　死亡事故例

年齢	性別	死因	種類	詳細
1歳	女	窒息	認可	園で栽培していたプチトマトを食べ喉に詰まらせる
	男	溺水	認可外	手洗い場深さ10cmの水の中に顔をつけていた
	男	溺水	認可外	浴槽内で溺水
	女	溺水	認可外	浴槽内で溺水
	女	窒息	認可外	布団をかぶってぐったりしていた
2歳	男	熱中症	認可外	園の送迎車内でぐったりしていた
3歳	男	窒息	認可	おやつの「みたらし団子」を喉に詰まらせる
	男	溺水	認可	オプションのスイミングスクールで溺死
4歳	男	熱中症	認可	本箱内でぐったりしていた
5歳	男	溺水	認可	小学校のプールで溺水
6歳	女	溺水	認可	園外保育中、川に転落

出典：田中哲郎『保育園における事故防止と安全保育［第2版］』日本小児医事出版社　2019年　pp.13-39より作成

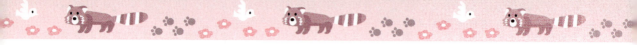

(2) 傷害による事故事例

学校管理下における障害見舞金状況データ[5]によると、園（幼稚園・保育所等）の保育中に11件発生し、その内訳は、「手指切断・機能障害」2件、「上肢切断・機能障害」1件、「下肢切断・機能障害」1件、「外貌・露出部分の醜状障害」[*4] 7件で、男児が女児の約2.5倍でした。

また、東京都区内の保育所53園（781名）を分析した、田中の事故実態研究データ[1]によると、以下の特徴が明らかとなりました。

*4
顔の一部分に線状跡（切傷等による線のような跡）等が残ることを指します。

> ①性差：男児（56.2%）、女児（30.6%）と男児に多い
> ②月別：4月（9.0%）、5月（10.4%）、6月（12.8%）、7月（10.2%）と、4月〜7月に多い。園に慣れてきた月より多くなってくる。
> ③曜日別：金曜日（21.6%）と週の後半になると、多くなっていくが各曜日に大きな差はない。
> ④時刻別：10時台（26.5%）、11時台（17.4%）、16時台（14.1%）、17時（11.3%）と、午前と午後の自由時間に多いことがわかる。
> ⑤発生場所：園内（85.8%）で多く発生。その内、園舎内（52.9%）、園舎外（32.9%）、園外では（13.6%）であった。園舎では保育室が、園舎外では園庭が、園外では公園がそれぞれ一番多かった。
> ⑥主な原因：被災児本人（56.1%）、他児（24.5%）、保育者（16.0%）の順に多かった。
> ⑦原因行動：転倒（42.4%）、衝突（17.9%）の順に多かった。
> ⑧傷害名：打撲傷・擦過傷（30.1%）、刺傷・切傷（26.1%）に続き、歯の損傷（9.0%）、脱臼（7.9%）も多かった。
> ⑨被災児の性格：興奮しやすい（28.2%）、自己主張が激しい（27.0%）、好奇心旺盛（25.6%）の順に多かった。

2. 事故予防の考え方

傷害が起こった状況を、まず「変えたいもの」「変えられないもの」「変えられるもの」の3つに分けて予防策を考えます。「変えたいもの」は重症度の高い傷害発生数等を、「変えられないもの」は子どもの年齢、天候、季節等を、「変えられるもの」は環境や配置等を指します。「変えられるもの」である"マニュアル・申し送り等"をみつけ、見直し改善にあたり、そして「変えたいもの」つまり"傷害の発生数"を変えていくのです。このようなスタンスで、園にある「事故防止マニュアル」を常にアップデートさせていき、保育環境を安全に整えていくことが保育者にとって大切なことです。

第13章 子どもの事故と応急手当

 エピソード（1）　ハザードマップ作成の実際

　著者は授業の中で、毎年学生さんたちに「ハザードマップ」を作成してもらっています。短大校舎を園舎内、短大の外を園舎外に見立て、目で確認することができる「顕在化した危険」と「潜在化した危険（英語でハザードの意味をもつ）」の両方を、チャイルドビジョン*5を装着し探してもらっています。この演習を通して、危険を予見する力を養っています。

【学生グループ作品の例】

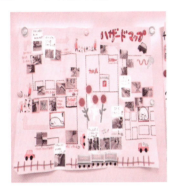 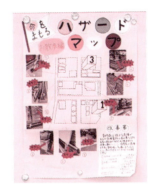

*5
チャイルドビジョンは幼児視界体験メガネであり、装着により子どもの特性（視野の狭さ）を理解することができます。
東京都福祉局ウェブサイト「東京都版チャイルドビジョン（幼児視界体験メガネ）」
https://www.fukushi.metro.tokyo.lg.jp/kodomo/shussan/nyuyoji/child_vision

第3節　けがと応急手当

1. 保育所における事故対応への準備

　保育者は、園で預かった子どもに対して見守り義務（安全配慮義務*6）を負っています。保育中にけがを起こさないよう、危険を予見しそれを回避しなければいけません。しかし、万全な予防策をとっていても、子どもの特性上けがを完全に防止することは不可能です。そのため、「教育・保育施設等における事故防止及び事故発生時の対応のためのガイドライン」*7を参考に、各々の実態（各園）に応じて事故の発生の防止策と発生対応の訓練を積み重ねることが大事になってきます。

2. 事故が発生した場合の対応

（1）事故対応の基本：標準予防策（スタンダードプリコーション）

　感染症防止のスタンスから、子どもたちのけが等による血液や嘔吐物の対応を行う際は、標準予防策（スタンダードプリコーション）をとる必要があります。これは「誰しも何らかの感染症をもっている可能性を前提として、

*6
学校教育法では「幼児が安全で健康に園生活を送ることができるように配慮すること」と定められています。このため、園の教職員は幼児に対して「安全配慮義務」を負っています。この義務には「危険を予見する義務」と「危険を回避する義務」が含まれます。

*7
重大事故が発生しやすい場面ごとの注意事項や、事故が発生した場合の具体的な対応等について、保育所等における事故発生の防止等や事故発生時の対応の参考となるものです。

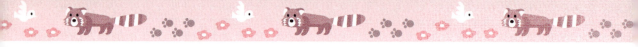

感染の可能性のあるもの（血液、体液、唾液、目やに、湿疹や傷のある皮膚等）への接触を最低限にとどめる」といったものです。

つまり、傷害を負った子どもすべてを「感染症あり」とみなし、具体的にはグローブ着用をもって手当にあたることが重要になってきます。加えて、B型肝炎ワクチン[*8]の任意接種も時には必要となります。

（2）創傷の応急手当

創傷の「創」は皮膚が剥がれた出血を、「傷」は皮膚が破れていない内出血を指します。「創」の基本対応は「水でよく洗う、消毒しない、乾かさない」であり、「浸潤療法・モイスチャーヒーリング」[*9]をもって対応していきます。「創」の種類は以下の通りです。

①擦り傷（擦過傷）

患部に細菌がつきやすいが出血が少ないのが特徴です。水道水で汚れを洗い、止血できていればそのままでも問題はありませんが、浸潤療法で患部を乾燥させないやり方で対応に当たります。5分以上経っても止血できない場合は、保護ガーゼを当て医療機関を受診します。

②切り傷（切傷）

出血が多く痛みも伴います。傷が深部に達すると筋肉、腱、神経を切ってしまうこともあります（この場合、痛みは感じません）。切り口から赤色が見えた場合は筋肉、白色が見えた場合は腱や神経まで切れてしまった状態です。傷が汚れている場合は流水で洗った後に圧迫止血し、患部を保護ガーゼで覆います。

子どもの血液の量は体重の約1/19（約5％）であり、その20％（体重の1％にあたる）が奪われると、出血性ショック[*10]となり、30％（体重の1.5％にあたる）出血すると重篤な状態となってしまいます。傷が深い場合や傷口が大きい場合は、動脈を切っている可能性があるため（動脈性出血：拍動とともに赤色の血がドクドクとあふれ出ます）、止血しにくい場合にはいち早くの受診が必要です。主な止血法は以下の2通りです。

直接圧迫止血法
滅菌ガーゼなどで傷口を直接圧迫する方法。動脈性出血以外の出血の場合は、この方法で止血が期待できる。直接圧迫しても止血ができない場合は以下の間接圧迫止血法も加え試みる。

間接圧迫止血法
傷口を直接圧迫止血しながら、より患部より心臓に近い動脈を押さえることで、止血可能な方法[*11]。

[*8] 血液感染、性感染、母子感染による罹患するB型肝炎ウイルス感染症に対するワクチンです。なお、2016（平成28）年10月より、「ユニバーサルワクチン：国民全員が接種するワクチン」のスタンスのもと、0歳児についてはB型感染ウイルスワクチンが定期接種へと切り替わりました。

[*9] 浸潤療法の手順：
①水道水で、汚れをしっかり洗い流す
②清潔なガーゼで水気をとる
③食用のラップを傷の上に貼り浸出液が乾かないようラップをテープで固定（浸出液が少ない傷の場合、ワセリンをラップの上に塗ってからそれを患部に貼る。ワセリンによって人工的に湿った環境を作ることができる）
④1日1回は、ラップをはがし観察する。その後、傷口を水道水で洗い、新しいものと交換する

[*10] ショックとは心臓に血液が足りず体に循環できる血液が少ない状態を指します。所見として皮膚・顔面蒼白、発汗・冷や汗等があります。出血性ショックはこのショックのうちの1つです。

[*11] 間接圧迫止血法

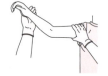

③刺し傷（刺傷）

傷口は小さくても深いので感染を起こしやすいのが特徴です。ガラスの破片が刺さった場合には、血管を傷つける恐れがあるので抜かない方がよいでしょう。まず、水道水で患部を洗い保護ガーゼを当てます。止血ができたとしても、傷の深部において出血が広がっている可能性もあるため受診が必要です。

④噛み傷（子どもによる噛みつき）・引っ掻き

自分の思いが言葉として上手く表現できないなどの理由により、1、2歳児に多く発生するのが特徴です。患部を水道水で洗浄後、保護ガーゼを当てます。痛みがある場合は冷やす対応も必要です。

⑤噛み傷（動物）

水道水で5分以上念入りに洗います。出血している場合は、流水後ガーゼで保護します。感染予防の考えから小さい傷でも受診を忘れないことが大事です。傷口が大きく深い場合は救急車を呼ぶことも決して大げさな対応ではありません。

⑥つぶれた傷（挫滅傷）、はさんだ傷、爪がはがれる

内出血を伴い爪がはがれたりすることもあります。まず、冷却をもって痛みを和らげます。見た目に問題がない場合でも筋肉が潰れていることもあるので受診します。爪がはがれた場合は、水道水でよく洗い、はがれた爪は患部にのせガーゼ（できればワセリンを塗ったもの）で保護します。はがれた面積が大きい、出血している、腫れがひどい場合は受診します。

⑦骨折、打撲（打ち身）、捻挫、脱臼（RICE法）

外部から骨、関節（腱）、筋肉に対して強いエネルギーが加えられることで発生します。骨折、打撲、捻挫(腱の内出血)、脱臼の場合、患部の腫れ(腫脹)、痛み（疼痛）が中心で、内出血も所見としてみられることがあるので、どの外傷かの判別は難しいです。そのため「骨折あり」とみなし「RICE法」をもって手当することが基本の対応となります。

骨折、捻挫そして脱臼の場合（疑われる場合を含む）には固定（三角巾や板、添え木）を行います。注意することとして、脱臼以外の骨折、捻挫は、良肢位（日常生活において支障のない関節角度）にて固定を行うことが大事になってきます。無理な関節角度で固定をすると、靭帯が縮んだまま、伸びたままで固めてしまうことになるからです。

RICE法
- R　Rest: 安静（動かさない）
- I　Icing: 冷却（冷やすことで血管が収縮し内出血や疼痛を抑える）

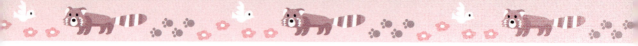

- C　Compression：圧迫・固定（疼痛を緩和し出血防止）
- E　Elevation：挙上（患部を心臓より高く上げることで浮腫による悪化予防）

エピソード（2）　園内でよく起こる外傷〜肘内障〜

　「肘内障」は園で、そして家庭でよく発生する脱臼の一つです。正確には関節の一部分がつながっているので亜脱臼に該当します。転ばないよう子どもの手を急に引っ張ったり、手を持って体を持ち上げたり、着替えの際、子どもの手をバンザイの形にして引っ張ったりなどすると起こりやすく、一度起こすと繰り返し脱臼しやすい特徴があります。

　肘の関節を構成している骨にある靭帯が少し外れかかることで生じ、靭帯が骨に固定する6歳までの子ども（特に4歳以下）に多くみられ、男児より女児に多い傾向があります。症状として、痛がらない方の腕は動かすのに、患部を動かさない、曲げられない不自然さから元気がなくなっているといった場合もあります。RICE法の「C」の固定から入り「I」の冷却をもって手当てを行ってください。

⑧歯の損傷

　部位として上の前歯が多く、グラグラする、位置がずれるとったケースがみられます。皮膚や口の中からの出血であれば、傷口をガーゼにて圧迫止血します。受診の目安は永久歯が抜けた場合、出血が収まらない場合です。抜けた歯を「牛乳に浸す」と、歯根にある細胞が死なないので、歯の状態を保つことが期待できます。

⑨鼻出血

　毛細血管が集合している鼻の奥にある「キーゼルバッハ部位」という場所からの出血で、血を飲み込まないよう座らせ前傾姿勢にし、小鼻を深く10分間つまみ圧迫止血を行います。出血が続くようであれば、鼻周辺を冷やしたり、口に氷を入れたりしてみます。それでも止血（目安として30分間）できない場合は受診します。注意点として、首の後ろを叩いたり寝かせたりはしません。

⑩やけど（熱傷）

　やけどは皮膚が損傷した状態を指し熱傷とも呼ばれます。

- Ⅰ度熱傷：皮膚が赤くなる程度で痛みがある→傷あとは残らないことが多い
- Ⅱ度熱傷：水ぶくれ（水疱）ができ痛みがひどい→傷あとは残らない場合がある
- Ⅲ度熱傷：黒こげ色、白色で痛みは感じない→手術が必要となる

原因として、電気ケトルによるやけどが上位にあがっています。まず、痛みを軽減させるため、水道水やシャワーで患部を5～15分冷却します（または、氷嚢やビニール袋に氷と水を入れ周囲をタオルで覆って冷やします）。服の上からのやけどであれば脱がさず、冷やしていきます。顔や陰部、痛みを伴う水ぶくれのある場合は受診を、やけどの範囲が大きい場合（大人の手のひら程度またはそれ以上）、Ⅲ度熱傷の場合、そして火事などの煙を吸ってしまった場合は救急車を要請します。

⑪頭部外傷

名前を呼んでも反応がない、けいれんしている、耳や鼻から出血している場合は救急車を要請します。2歳以下、身長の高さからの落下の場合と2回以上の嘔吐、出血等、普段と様子が違う場合は受診します。意識がある場合は、寝かせ安静にします。こぶがある場合は患部を冷やし、出血がある場合は直接圧迫止血法を試みます。泣き出したら安心ですが、受傷後2時間は経過を観察していきます。

また、帰宅後に嘔吐したり等の変化があらわれることもあるので、2日程度は様子をみていく必要があること保護者に伝えます。

⑫誤飲[7]

「何」を「どのくらい」飲んだのかを確認し、「吐かせるもの」と、「吐かせないもの」を判断します。また、反応が鈍い、呼吸が苦しそう等の症状がある場合には救急車を要請します[*12]。

＊12
日本中毒情報センターのHPでは、子どもによる誤飲、また誤飲等による中毒事故に関する詳細が紹介されています。

- ・吐かせないもの
    - ○漂白剤、トイレ用洗剤、強酸性・アルカリ性液体
        - ⇒水か牛乳を飲ませ、すぐに受診
    - ○ボタン電池、画びょう、防虫剤など
        - ⇒何も飲ませないで、すぐに受診
- ・吐かせるもの
    - ○医薬品など
        - ⇒水か牛乳を飲ませて吐かせ、すぐに受診
    - ○クレヨンや絵の具、ボタン、たばこ
        - ⇒何も飲ませず吐かせ、すぐに受診

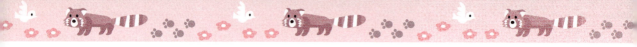

> **注目ワード　浸潤療法（モイスチャーヒーリング法）**
>
> 　浸潤療法は、消毒薬を使用せず、傷を乾燥させないで治療する方法です。傷ができると、修復するために必要な成分が含まれている「浸出液」が傷口から出てきます。これは、ジュクジュクした湿った環境の中で、皮膚の再生をスムーズにさせる働きをもっているのです。ここで、かつて行われていたように消毒液で乾燥させてしまうと、この効果を発揮することができなくなり、傷跡も残りやすくなります。
> 　ただし、膿がある、大きい傷口がある場合などは、この方法は適しません。

第4節　心肺蘇生法

1. 重大事故の場面と原因

　園で重大事故が発生しやすい場面として、睡眠中（窒息）、プール活動・水遊び中（溺水）、食事中の誤嚥・咽頭部窒息、食後の食物アレルギー、自由遊び中（玩具・小物の誤飲・誤嚥）の5つがあり、これらを合わせて5大事故とも呼ばれます。

　ここで、上記の（　）内をみてみると「窒息」が原因となり大きな事故につながっていることに気づくことができます。このように子どもは、窒息によって心肺停止になることが多いことを記憶しておくことが大切です。一方大人の場合は、不整脈などを原因とする心臓機能低下からの心肺停止が多いので心痙攣（心室細動）を止めるAED（自動体外式除細動器）の使用がとても有効となります。

2. 第一次救命処置：心肺蘇生法

　救急隊員につなぐまでの間に第一次救命処置（心肺蘇生法）を以下の通りの手技で行うことが大切です。

＊13
チアノーゼとは、血液中の酸素の不足が原因で起こり、皮膚や唇が青っぽく変色します。

＊14
反応（意識）の確認

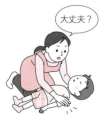

①子どもの異常（チアノーゼ＊13など）の発見。
②出血をしている場合は特に、スタンダードプレコーションの考えをもって対応。具体的にはグローブ着用。
③名前を呼ぶとともに肩周辺を叩くなどの刺激を与え反応（意識）を確認する（乳児の場合は足底部への刺激でもよい）＊14。

④意識が乏しい、開眼しない等が認められたら、大声で周囲の保育者に応援を求め、AEDの手配と119番通報を頼む。

⑤呼吸の確認を行う（10秒以内で）。具体的には、胸・腹の上下運動を目と手で確認、または子どもの呼気をほおで確認*15する。

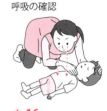
*15
呼吸の確認

⑥普段通りの呼吸が認められない場合は、すぐさま「心肺蘇生法」に入る。

⑦心肺蘇生法：乳児では、乳首と乳首の間の少し下（胸骨中央部）を、中指と薬指（中指と人差し指でも構わない）の2本*16で、小児（1歳～8歳まで）では、乳首と乳首の間を手掌基部*16で、それぞれ30回圧迫（背中の幅1/3程度にへこむまで）する。ともに100～120回/分のペースで圧迫を行う。

*16
乳児胸骨圧迫方法

小児胸骨圧迫方法

⑧胸骨圧迫30回後、乳児はチンリフト*17（顎先挙上）、小児は頭部後屈顎先挙上法*17をもって気道確保し、鼻をつまみ人工呼吸を2回行う（フェースシールド*18使用）。乳児の場合は、口と鼻を覆い1秒かけて息を2回吹き込む。

*17
乳児気道確保

⑨AEDがセットされるまで胸骨圧迫と人工呼吸は30対2（回数）で行う。「強く、早く、絶え間なく」が基本対応となる（乳児から未就学児までは、AEDの小児モードと小児用パッドを使用することが望ましい。パッドは2枚が重ならないように心臓を囲むように貼る）。

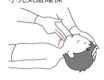
小児気道確保

⑩AED到着次第、電源を入れ「音声ガイド」に従う。

⑪電極パッドを装着（鎖骨下と反対側の脇腹、乳児の場合は胸部全面と背面の2か所）。

⑫心電図解析（自動音声に従い離れる）。

⑬解析の結果、電気ショックが必要な場合、ショックボタンを押す（離れる）。

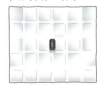

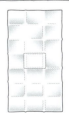
*18
フェイスシールド

⑭ショック1回後、電極パッド装着しながら直ちに心肺蘇生（胸骨圧迫30回＋人工呼吸2回）を行う。

⑮2分後、心電図が自動に解析される（離れる）。

　以降、救急隊員が到着するまで、ショック1回、心肺蘇生2分間を繰り返して行う。

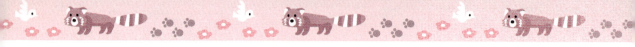

第5節　異物除去

1. 異物窒息の原因

*19
出典：総務表・消防庁「令和5年版 救急・救助の現況」2023年。

*20
チョークサインは世界共通窒息のサイン（大人）です。子どもの窒息のサインは、びっくりした顔（目を見開き等）となります。

　乳幼児の場合、誤嚥（気管内に物等が詰まること）では異物（玩具や食べ物）の大きさ約6mm程度、嚥下した付近では20mm程度の大きさで窒息の恐れがあります。普段は気管から肺に空気を送らなければならないので、気管上にある蓋（喉頭蓋）は閉じられてはいませんが、飲み込み（ゴックン）した際は、飲んだものが気管に入らないよう、反射によって喉頭蓋は閉じられます。しかし、乳幼児の場合は、呼吸数が成人よりも多く、反射を司っている脳も未熟なため、小さいもの（6mm）であれば、気管に入ってしまい窒息してしまうことがあります。気管でみつかる異物は成長とともに減少してくるのが特徴です。

2. 第一次救命処置：異物除去法

*21
背部叩打法：乳児

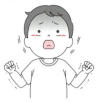

*22
胸部突き上げ法：乳児

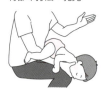

*23
背部叩打法：幼児

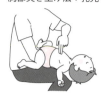

*24
腹部突き上げ法：幼児

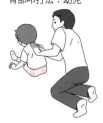

　窒息から呼吸困難（3〜4分）となり呼吸停止に至るまでは5〜6分、その後、心停止までは1分、呼吸停止から大脳に障害がでるまで約10分ほどかかります。しかし、窒息の異変を感じ、直ぐさま119番を要請したとしても、救急車到着までにかかる時間は約10分*19。救急隊員に繋ぐまでの間に第一次救命処置（異物除去法）を以下の通りの手技で行うことが大切です。

①異変に気付く（チョークサイン*20や目を見開き驚いた顔、むせるような連続した咳）
②意識の確認⇒ある場合、咳を促す
③大声で応援を呼ぶ（119番の要請とAEDの手配）
④咳をしても異物が取り除かれない⇒異物除去法に入る
　乳児：背部叩打法*21（5回程度）と胸部突き上げ法*22（5回程度、手技は胸骨圧迫法と同じ）を繰り返し異物が取り除かれるまで行う
　幼児：背部叩打法*23（5回程度）と腹部突き上げ法*24（ハイムリック法：5回程度）を繰り返し異物が取り除かれるまで腹部突き上げ法を行い、異物が取り除かれた場合でも受診を勧める
⑤異物除去法を試みても異物が取り除かれず、次第に反応がなく呼吸音が聞こえなくなってきたら、直ぐさま心肺蘇生法に入る

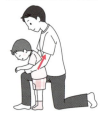

第13章 子どもの事故と応急手当

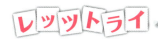

演習課題

Q 「研修でのケガ事故の実態」を読んで、考えてみよう。

ホップ 自分の感じたことや思ったことを書き出してみましょう。

……………………………………………………………………………………………
……………………………………………………………………………………………
……………………………………………………………………………………………

ステップ 「ホップ」で書き出したことをもとにグループで話し合ってみましょう。

……………………………………………………………………………………………
……………………………………………………………………………………………
……………………………………………………………………………………………

ジャンプ 話し合った内容を文章にまとめてみましょう。

……………………………………………………………………………………………
……………………………………………………………………………………………
……………………………………………………………………………………………

【引用文献】
1）田中哲郎『保育園における事故防止と安全保育［第2版］』日本小児医事出版社 2019年　p.13、pp.19-39
2）山中龍宏「子どもの傷害を予防する－安全知識循環社会の構築に向けて－」『安全工学』第54巻第4号　安全工学会　2015年　p.228
3）こども家庭庁ウェブサイト「乳幼児突然死症候群（SIDS）について」 https://www.cfa.go.jp/policies/boshihoken/kenkou/sids
4）厚生労働省「令和4年（2022）人口動態統計（確定数）の概況」2022年 https://www.mhlw.go.jp/toukei/saikin/hw/jinkou/kakutei22/index.html
5）消費者庁消費者安全課「令和4年度子供の事故防子に関する関係府省庁連絡会議：子どもの不慮の事故の発生傾向〜厚生労働省「人口動態調査」より〜」2023年 https://www.cfa.go.jp/assets/contents/node/basic_page/field_ref_resources/27467e16-c442-413b-9cf2-07f6edb24e26/38926ebb/councilschild-safety-actions-review-meetings2023_03.pdf

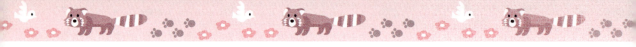

6）日本スポーツ振興センター「学校等の管理下の災害［令和5年版］」
　　https://www.jpnsport.go.jp/anzen/Tabid/3037/Default.aspx
7）高見剛『0〜5歳児 ケガと病気の予防・救急 まるわかり安心BOOK』ナツメ社
　　2012年　p.25、pp.28-29

【参考文献】
中根淳子・佐藤直子編『子どもの健康と安全』みなみ書房　2019年
松田博雄・金森三枝編『子どもの健康と安全』中央法規出版　2019年

コラム　ホイクとホケン⑧

けが事故の実態—研修の現場より—

　筆者が2023（令和5）年度に担当した全国の研修に参加した保育者等143名から、「自園でのコピペ事故」に対して要因分析してもらいました。

　その結果は、擦り傷（34％）、噛みつき（24％）、打撲（21％）、引っ掻き（12％）、切り傷（7％）、肘内障（2％）の順でした。なかでも「バランスを崩して」や「衝突」をきっかけとした「転倒」によるケガ多かったことがわかりました。時間帯別では、午前の自由時間（53％）、午後の自由時間（34％）そして、曜日別では金曜日（34％）、月曜日（28％）、木曜日（16％）水曜日（13％）、火曜日（9％）という結果でした。

　子どもの疲れとともに保育者の疲れも出てくる週の後半の曜日（月〜金まで長時間保育の子どもに顕著）と、週末の遊び疲れが残った月曜日にケガが多く発生していました。

　このような分析から、「自園では、月曜日はゆったり過ごす保育活動を、金曜日には体を動かす保育活動でしたが、むしろその逆だったことに気がつきました」とカリキュラム（保育活動の時間割）の見直しが図れた園もありました。

研修とは、園の「保健衛生・安全対策」リーダーを養成する研修（保育士等キャリアアップセミナー）、コピペ事故とは、過去に起こった事故とそっくりな事故が繰り返し起こることを指します。

第13章 子どもの事故と応急手当

第14章
子どもの保健衛生・安全対策

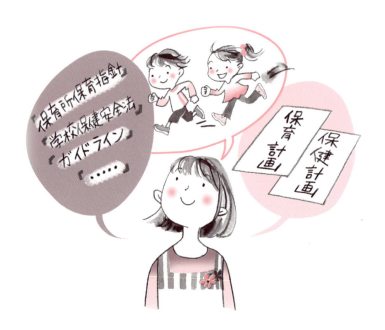

エクササイズ　　自由にイメージしてみてください

保育所では、子どもの健康や安全をどのようにして守るのでしょうか？
法規はどのようなものがありますか？

第14章 子どもの保健衛生・安全対策

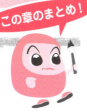

この章のまとめ！

学びのロードマップ

- 第1節
 保健行政と学校保健安全法について学びます。

- 第2節
 保育集団への保健計画（健康診断、災害対策、防犯対策等）を理解します。

- 第3節
 保育集団への健康管理と保健指導を理解します。

- 第4節
 こども家庭センターを中心とした地域における保健活動、そして児童虐待防止について学びます。

この章の なるほど キーワード

■**学校保健安全法**…学校の児童生徒等や職員の健康の保持増進を図るため、学校の保健管理や安全管理に関する必要事項を定め、学校教育の円滑な実施とその成果の確保を目的とした法律です。

もともとは「学校保健法」という法律でしたが、災害や不審者の侵入事件等への対処要領の策定及び適確な対応の確保、学校安全体制の強化などが新たに加わり、2009（平成21）年、「学校保健安全法」として施行されました。

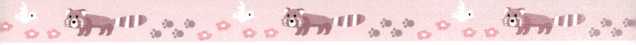

第1節　法規からみた安全

1. 保育所保育指針

（1）法令としての保育所保育指針

　憲法、条約、法律、政令、府省令、告示、規則、庁令、訓令、通達など、一般的に法律および行政機関の命令を合わせて「法令」と呼称されます。その中で、保育所保育指針は行政令で告示の分類になります。保育所保育指針は、厚生労働大臣告示として定められたものであり、規範性を有する基準としての性格をもっています。

　規定されている事項は、①遵守しなければならないもの、②努力義務が課されるもの、③基本原則にとどめ、各保育所の創意や裁量を許容するもの、または各保育所での取り組みが奨励されることや保育の実施上の配慮にとどまるものの3種類に分けられます。保育所は、子どもの健康や安全を守るために保育所保育指針を遵守しなければなりません。

（2）保育の質

①保育所保育指針での保育の質

　保育所保育指針は、「児童福祉施設の設備及び運営に関する基準」（設備運営基準）第35条の規定に基づき、保育所における保育の内容に関する事項、およびこれに関連する運営に関する事項を定めています。保育所は、ここで規定される保育の内容に係る基本原則に関する事項等を踏まえ、各保育所の実情に応じて創意工夫を図り、保育所の機能および質の向上に努めなければなりません。

②保育所保育に関する基本原則

　保育の質を保つために、主に「内容」「環境」「人材」という観点が考えられ、それぞれの観点に関連して基準やガイドラインが定められています。

　保育における子どもの健康・安全にかかわる内容は主に「環境」の観点に含まれています。保育所は「人、物、場」などの環境が相互に関連しあい、子どもの生活が豊かなものとなるよう計画的に環境を構成し、工夫して保育しなければなりません。保育の質の確保、そして向上を図るため、具体的な内容を示したものがガイドラインです。

③環境を主体としたガイドライン

　子どもの安全、健康、快適に過ごすために必要とされるものとして、「設備運営に係る最低基準の制定（人員配置、面積）」「感染症対策ガイドライン」「アレルギー対応ガイドライン」「事故防止及び事故発生対応ガイドライン」

表14－1　教育・保育施設等における事故防止及び事故発生時の対応のためのガイドライン（目次）

1　事故の発生防止（予防）のための取組み 　（1）安全な教育・保育環境を確保するための配慮点等 　（2）職員の資質の向上 　（3）緊急時の対応体制の確認 　（4）保護者や地域住民等、関係機関との連携 　（5）子どもや保護者への安全教育 　（6）設備等の安全確保に関するチェックリスト 　（7）事故の発生防止のための体制整備 2　事故の再発防止のための取組み 　（1）再発防止策の策定 　（2）職員等への周知徹底

出典：「教育・保育施設等における事故防止及び事故発生時の対応のためのガイドライン【事故防止のための取組み】～施設・事業者向け～」2016年

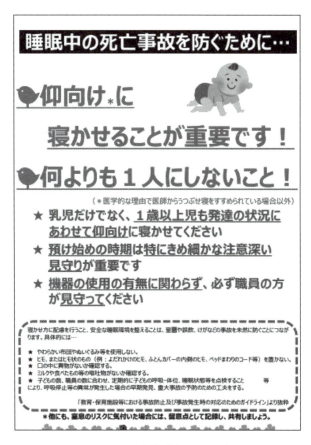

図14－1　事故防止のミニポスター

出典：こども家庭庁「睡眠中の死亡事故を防ぐために…」
https://www.cfa.go.jp/assets/contents/node/basic_page/field_ref_resources/2c9e1a6a-698b-4f73-a402-d3cc3fee4f07/58f2c614/20230930_policies_kokoseido_law_jimurenraku_70.pdf

などが策定されています。例えば事故防止及び事故発生対応ガイドラインにあたる「教育・保育施設等における事故防止及び事故発生時の対応のためのガイドライン」では、事故発生時の対応（図14－1）とともに、7つの「事故の発生防止（予防）のための取組み」と、2つの「事故の再発防止のための取組み」が示されています（表14－1）。

また、多くの地方自治体特定非営利団体（NPO法人）がチェックリストやパンフレットを作成し、事故防止に取り組んでいます。

2. 学校保健安全法

学校保健安全法は、学校の児童生徒等や職員の健康の保持増進を図るため、学校の保健管理や安全管理に関する必要事項を定め、学校教育の円滑な実施とその成果の確保を目的とした法律です。保育所は児童福祉施設であり、学校ではありませんが、保育所における健康診断および保健的な対応は、学校保健安全法関係法令に準拠して実施されています。

なお、もともとは「学校保健法」という名称でしたが、2008（平成20）年の改正にて改称、その際、環境衛生に係る事項について、児童生徒等および職員の健康を保護する上で維持されることが望ましい基準（学校環境衛生基準）を定めることが規定され、「学校環境衛生基準」の法的位置づけが明確にされました。

学校環境衛生活動の円滑な実施の一助となるよう作成された「学校環境衛生管理マニュアル」では、学校環境衛生活動においては、幼稚園（幼稚園型認定こども園を含む）や小学校など適切な環境衛生の維持管理に努めなければならないとされています。このマニュアルでは、学校環境衛生基準を詳しく解説するほか、幼稚園や幼保連携型認定こども園で環境衛生検査を行うことを踏まえて解説しています。

第2節　保育集団への保健計画

1. 保育所における保健計画作成の意義

保育所は、子どもの集団全体の健康、および安全の確保に努めなければなりません。そのためには、子ども一人一人の健康状態の把握、健康・安全・衛生管理などを計画的に実施することが重要となります。保健計画の作成は、日々の保育の中で、子どもたちが自らの身体や健康に関心をもち適切な行動

がとれるようになることも必要であるとし、子どもが実践できるような内容を計画します。

　保育所保育指針では「全体的な計画」の作成について以下のように示しています。これを踏まえて保健計画を作成しなければなりません。

保育所保育指針

ア　保育所は、（中略）保育の目標を達成するために、各保育所の保育の方針や目標に基づき、子どもの発達過程を踏まえて、保育の内容が組織的・計画的に構成され、保育所の生活の全体を通して、総合的に展開されるよう、全体的な計画を作成しなければならない。

イ　全体的な計画は、子どもや家庭の状況、地域の実態、保育時間などを考慮し、子どもの育ちに関する長期的見通しをもって適切に作成されなければならない。

ウ　全体的な計画は、保育所保育の全体像を包括的に示すものとし、これに基づく指導計画、保健計画、食育計画等を通じて、各保育所が創意工夫して保育できるよう、作成されなければならない。

---

2. 保健計画の概要

　計画の内容は、健康管理の面では、定期健康診断、園児の健康把握、環境衛生の面では、害虫駆除や消毒および食中毒の対策、安全管理面では、屋外の遊具や園庭、保育室内の点検、健康教育面では「保健だより」の発刊・食育・安全教育などが挙げられます。

　計画を作成するに当たり、日々の保育に支障が出ない無理のない範囲内で計画を立てなければなりません。また、子どもの発達過程を考慮した上で保育内容の5領域「健康」と関連した計画を立てることが重要となります。

　保健計画の種類はいくつかあり、「年間保健計画」「月間保健計画」やそれ以外にもクラスごと、月齢別などで保健計画を立てています。またその内容も保健目標、活動内容、留意点や配慮、保護者への指導、行事や健康教育などが項目として挙げられ、それぞれ保育所の方針などで異なっています。

　保健計画を作成する際には、全職員の理解が必要となり、役割の理解や協力体制が必要となります。計画的に年間計画が実施できるように、準備しておくことも必要です。

　また、職員だけでなく保護者の理解も求められます。保育所と家庭と連携して、子どもの育ちを支えることを伝えるとともに、家庭でしてほしいことや保育所の思いなどを保健だよりや参観日、保護者会や連絡帳などを通して伝えることも必要です。

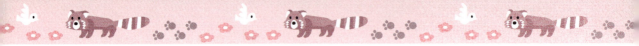

3. 保健計画－健康診断、災害対策、防犯対策等－

　保健計画の中で、保健活動として適切に進められたかなど記録をすることが重要となります。また、子どもの日々の成長を記録する保健日誌では、子どもの健康診断の記録や日々の出来事なども合わせて記録して子どもの姿を客観的に捉え、振り返りや自己評価に活用しています。

　保健計画の中での取り組みとして、災害や防犯に対する訓練を計画し定期的に実施することや危機管理マニュアルの作成なども必要です。

　災害基本法の推進により、保育所での災害管理マニュアルの作成が求められています。自然災害（地震、大雨、洪水、台風、大雪など）に対するものと犯罪災害（不審者侵入や誘拐、通園中を含めた犯罪など）に対する対応体制や避難への備えなどが必要であり、保育所保育指針の中でも健康と安全の中で定められています。

4. 評価と振り返り

　保健活動の内容を評価することが必要になります。年間計画などは、１年間の活動内容や目標の到達の状況について、振り返りを行います。振り返る時に使われるのが、PDCA サイクルです。PDCA サイクルとは、Plan（計画）、Do（実行）、Check（測定・評価）、Action（対策・改善）の仮説・検証型プロセスを循環させ、マネジメントの質を高めようという概念であり、マネジメントサイクルといわれるものです。

　実施された保健計画を見直すことで職員全体の成果を評価し、その結果を踏まえて次年度への計画に向けての改善や修正になり、保健活動の質の向上になります。組織全体の成果を見直すことは、個人の評価にも影響するので、個人の保育の質の向上にもつながっています。

第3節　保育集団への健康管理と保健指導

1. 集団における健康管理

　乳幼児期は、集団生活から、体験したことを通して社会性を身につけていく時期です。保育所では、同じ月齢や年齢の子どもたちが集団で生活しています。乳児期は、感染症にかかりやすい時期でもあり、一人のこどもの感染が集団全体に広がり、集団感染になる可能性もあります。個々の健康管理と

第14章 子どもの保健衛生・安全対策

共に集団での健康管理についても保健計画の中で取り入れておく必要があります。その中で、家庭に向けての保健指導として、「保健だより」などを作成し子どもの健康や気になる健康問題についてお知らせをしています。

2. 保健指導（保健だより）

保健だよりは、専門的職員が主体となって行うことが望ましいですが、専門の職員がいない場合は、担当の保育士が時期や季節、行事に関連した内容を書いています。内容の中心は、健康に関することが主体となります。

保健だよりは、家庭との連携にもつながりますので、家庭でできることやわかりやすい内容にすることが大切です。

第4節　地域における保健活動と児童虐待防止

1. 地域における保健活動

（1）健やか親子21

「健やか親子21」は、関係者、関係機関・団体が一体となって推進する母子保健の国民運動として、2001（平成13）年から開始されました。現在は「健やか親子21［第2次］」が展開されています。2023（令和5）年度以降は、成育医療等基本方針[*1]に基づく国民運動として位置づけ、医療、保健、教育、福祉などのより幅広い取り組みを推進しています。

「健やか親子21」の取り組みにより、子どもの成長や発達に関して、子育て当事者である親や身近な養育者の方が正しい知識をもてるよう、そして、学校や企業等も含めた社会全体で親や子どもの多様性を尊重し、見守り、子育てに協力していくことができるよう、国民全体の理解を深めるための普及啓発を促進しています。つまり、出生から新生児期、乳幼児期、学童期、思春期の各段階を経て、大人になるまでの一連の成長過程やその保護者、妊産婦に対して、必要な支援を切れ目なくて提供することで、「すべての子どもが健やかに育つ社会」の実現を目指しているのです。

（2）こども家庭センター

必要な支援を切れ目なく提供するには、支援をする拠点が必要となります。こども家庭センターは、従来の「子ども家庭総合支援拠点」と「子育て世代包括支援センター」の機能を維持したうえで、すべての妊産婦、子育て世帯、

*1
成育基本法（正式名：成育過程にある者及びその保護者並びに妊産婦に対し必要な成育医療等を切れ目なく提供するための施策の総合的な推進に関する法律）に基づき、成育医療等の施策の推進に向けた基本的な考え方や関係者の責務・役割、成育医療等の提供に関する施策に関する基本的な事項などについて示している。

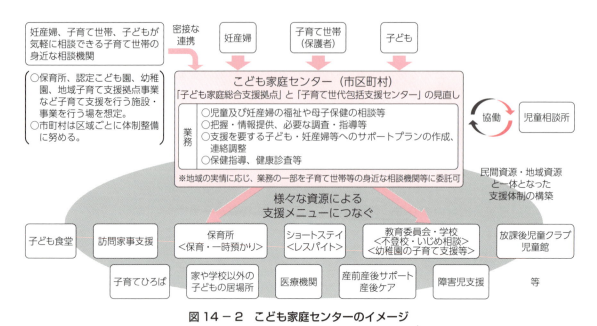

図14−2　こども家庭センターのイメージ

出典：厚生労働省「児童福祉法等の一部を改正する法律（令和4年法律第66）の概要」2022年　p.2を一部改変
https://www.mhlw.go.jp/content/11920000/000957236.pdf

子どもへの一体的に相談支援を行う拠点として2024（令和6）年から市区町村に設置されました。

　こども家庭センターは市町村における拠点として、妊娠届から妊産婦支援、子育てや子どもに関する相談を受けて支援をつなぐためのマネジメントなどを担い、サポートプランの作成などを行っています（図14−2）。

2. 児童虐待と防止対策

(1) 児童虐待防止法および法律概要

　わが国には、子どもの福祉を守る法律として「児童福祉法」があります。同法は18歳までの児童を対象としており、児童虐待に関しては、通告の義務、立ち入り調査、一時保護、家庭裁判所への申し立てについて規定されています。しかし、虐待を発見した際には児童相談所等への通告の義務があることが国民に周知されていませんでした。さらに児童虐待防止の拠点となるべき児童相談所は立ち入り調査には積極的でなく、家庭裁判所への申立手続きの方法がわからない、承認までに時間がかかりすぎるから意味がない、などの理由から、その役割を果たしていませんでした。

　こうした状況の中、1990年代に入り、日本では次第に子ども虐待の存在が社会問題化し、メディアによる報道や民間団体による防止活動が活発化しました。さらに1994（平成6）年に「児童の権利に関する条約」（子どもの

権利条約）を批准したことなども契機となり、2000（同12）年5月、「児童虐待の防止等に関する法律」の成立、同年11月の施行に至りました。

同法では「児童虐待」が初めて定義づけられ（法第2条）、身体的虐待、性的虐待、ネグレクト、心理的虐待について規定されました。また、父母のほか、児童養護施設の施設長などの「保護者」による虐待を定義することで、施設内暴力の抑止力ともしました。さらに2004（同16）年の改正では、保護者以外の同居人による虐待、そして子どもの目の前で配偶者に対して暴力が行われるなど、子どもへの直接的な行為ではなくても、児童に著しい心理的外傷を与えるものであれば児童虐待に含まれることが明確にされました。

児童虐待（児童虐待の防止等に関する法律第2条第1項）
　保護者（親権を行う者、未成年後見人その他、児童を現に監護するもの）がその監護する児童（18歳に満たない者）について行う次に掲げる行為。
　身体的虐待：殴る、蹴る、叩く、投げ落とす、激しく揺さぶる、やけどを負わせる、溺れさせる、首を絞める、縄などにより一室に拘束する　等
　性的虐待：こどもへの性的行為、性的行為を見せる、性器を触る又は触らせる、ポルノグラフィの被写体にする　等
　ネグレクト：家に閉じ込める、食事を与えない、ひどく不潔にする、自動車の中に放置する、重い病気になっても病院に連れて行かない　等
　心理的虐待：言葉による脅し、無視、きょうだい間での差別的扱い、こどもの目の前で家族に対して暴力をふるう（ドメスティックバイオレンス：DV）、きょうだいに虐待行為を行う　等

近年は「マルトリートメント」という概念が提唱されています。これは「不適切な養育」を意味しており、ここまで述べた児童虐待にとどまらず、虐待とは言い切れない、大人から子どもに対する避けたいかかわり全般を含めた包括的な概念です。

（2）地域における児童虐待防止体制

虐待を受けている子どもの早期発見、その子どもの適切な保護、また支援を必要とする子どもや妊婦への適切な支援を行うためには、関係機関等相互の適切な連携と情報共有が不可欠です。そのような関連機関の連携、児童虐待への対応を迅速かつ組織的に行うことを目的とした機関として、児童福祉法では地方公共団体に対し、「要保護児童対策地域協議会」を設置するよう努めなければならないことが規定されています（図14-3）。

保育所、そして保育者もこの要保護児童対策地域協議会の一員となります。

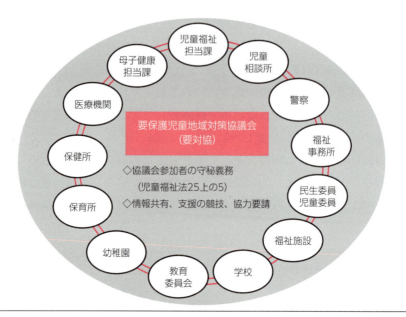

〈保護・支援の対象者〉
要保護児童：保護者に監護させることが不適当であると認められる児童、保護者のいない児童（現に監督保護している者がいない児童）
要支援児童：保護者の養育を支援することが特に必要と認められる児童であって要保護児童にあたらない児童
特定妊婦：出産後の児童の養育について、出産前において特に支援が必要と認められる妊婦

図14-3　要保護児童対策地域協議会の取り組みのイメージ
出典：別府市ウェブサイト「別府市要保護児童対策地域協議会」
　　　https://www.city.beppu.oita.jp/kosodate/gyakutai/kyougikai.html

地域との連携を図りながら、虐待の防止、早期発見等、適切な支援に努めなければなりません。

　なお、保育士には「守秘義務」がありますが（児童福祉法第18条の22）、児童虐待に係る通告は守秘義務違反には当たりません。虐待を発見した場合、または虐待を受けたと思われる子どもを発見した場合、速やかに市町村、福祉事務所、児童相談所に通告しなければなりません（児童虐待防止法第6条等）。

　そして、要保護児童対策地域協議会の関係機関相互の円滑な連携・協力を図り、具体的な支援に結び付けていく役割も担っているのが、前述のこども家庭支援センターです。個別のケースについて情報の整理と関係機関などへの連絡調整、また、ケース会議を開催し連携による支援方針の確立と役割分担の調整など地域における支援体制の調整を行っています。

第14章 子どもの保健衛生・安全対策

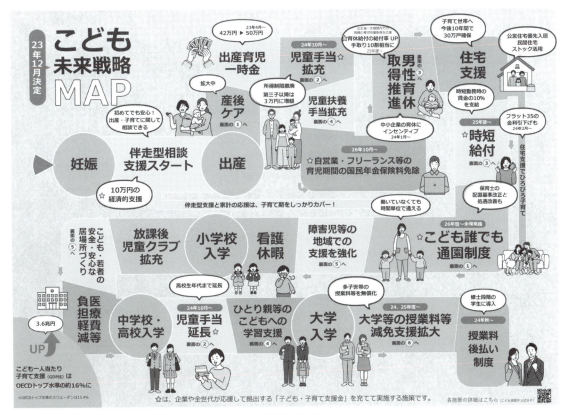

図14－4　こども未来戦略MAP

出典：こども家庭庁ウェブサイト「こども未来戦略とは」
　　　https://www.cfa.go.jp/resources/strategy

　わが国では、若い世代の将来展望を描けない状況や、保護者の子育ての悩みなどを受け止めて、2023（令和5）年12月、「こども未来戦略」が策定されました。「すべてのこどもと子育て世帯をライフステージに応じて切れ目なく支援していく」ことなどを戦略の基本理念として掲げ、若い世代が希望どおり結婚し、希望する誰もがこどもを持ち、安心して子育てできる社会、子どもたちが笑顔で暮らせる社会の実現を目指しています。
　みなさんはこれから、どの時期にどのように子どもとかかわっていくのでしょうか？　今現在、そして社会に出て保育士などとして働く未来。図14－4のMAPを見て、自分の立ち位置を確認してみてください。

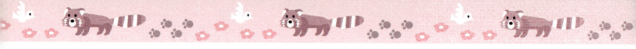

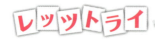 ······················· 演習課題

Q 地域の保健活動について調べてみましょう。

ホップ 地域にはどのような保健活動機関があるでしょうか。復習してみましょう。

··
··

ステップ あなたの暮らす地域には実際にどのような保健活動機関があるでしょうか。調べてみましょう。

··
··

ジャンプ 「ステップ」で調べた機関は、保育所や保育士と、どのようなつながりがあるでしょうか。調べてみましょう。

··
··
··

【参考文献】
こども家庭庁ウェブサイト「健やか親子21と成育基本法」
　　https://sukoyaka21.cfa.go.jp/about/growth-sukoyaka21/
こども家庭庁ウェブサイト「児童虐待防止対策」
　　https://www.cfa.go.jp/policies/jidougyakutai
こども家庭庁支援局虐待防止対策課「こども家庭センターについて」2024年
児童虐待防止全国ネットワークウェブサイト「児童虐待防止法制度」
　　https://www.orangeribbon.jp/about/child/institution.php

索引

A-Z
AD/HD　114
ASD　114
B型肝炎　160
ICF　110
O157　155
PL法　85
RSウイルス感染症　159
SLD　114
WHO　18,110

あ行
愛着　94
遊び　96
アタッチメント　94
アタマジラミ症　158
アトピー性皮膚炎　174,179
アナフィラキシー　172,176
アナフィラキシーショック　173
アレルギー　170
アレルギー性結膜炎　174
アレルギー性疾患生活管理指導表　177
アレルギー性鼻炎　175
アレルギーマーチ　171
胃　50
医学モデル　111
意識レベル　54
異物除去法　208
インクルーシブ保育　112
咽頭結膜熱　155
インフルエンザ　152
うつ熱　51
運動機能　62
永久歯　127
エピペン　173,176
エリクソン　98
嚥下反射　67
嘔吐　143
おたふくかぜ　154
おむつかぶれ　189

か行
疥癬　159
ガイドライン　214
カウプ指数　42
かかわり　66
学童期　20
獲得免疫　51,170
かぜ症候群　187
学校保健安全法　160,216
噛み傷　203
感覚過敏症　114
眼球運動　78
環境　65
カンジダ症候群　189
乾性咳嗽　144
関節圧迫止血法　202
感染　150
感染経路　150
感染症　150,160
気管支喘息　174,180
気道　186
基本的生活習慣　126
急性咽頭炎　192
急性下痢症　143
急性細気管支炎　187
急性出血性結膜炎　155
急性中耳炎　191
吸啜反射　67
胸囲　36,39
教育・保育施設等における事故防止及び事故発生時の対応のためのガイドライン　201
共同注意　93
切り傷　202
クーイング　93
首がすわる　62
けいれん　142
血圧　54
結核　155
下痢　143
限局性学習症　114

健康　18
健康管理　218
原始反射　67
誤飲　205
口腔　80
口腔アレルギー症候群　174
合計特殊出生率　24
基本的信頼関係　98
恒常性　50
甲状腺機能低下症　193
抗体　51
股関節　190
呼吸　48
呼吸器　186
国際生活機能分類　110
骨折　203
こども家庭センター　219
子どもの貧困　43
固有受容覚　82

さ行
サイトメガロウイルス　45
刺し傷　203
擦過傷　202
サリー・アン課題　96
三項関係　93
死因　198
視覚　76
視覚検査　84
色覚　77
事故　198
事故予防　200
思春期　20
視性立ち直り反射　68
自然免疫　51,170
舌　80
湿性咳嗽　144
児童虐待防止法　220
自動聴性脳幹反応　85
自動歩行　67
シナプス　83
字一つ指標視力検査　85
自閉症スペクトラム症　114

死亡率　24
社会的健康　19
社会モデル　111
シャフリングベビー　71
臭覚　81
出生数　24
出席停止期間　161
純音聴力検査　86
循環　48
消化　49
障害　110
消化器　188
条件詮索反射聴力検査　86
食事　55,129
食物アレルギー　172,176
触覚　81
視力　77
新型コロナウイルス感染症　153
神経細胞　83
人口動態統計　24
侵襲性髄膜炎菌感染症　156
新生児期　20
心臓　49
身体機能障害　113
身長　36,38
身長　40
心肺蘇生法　206
心理的健康　19
水痘　154
水分　52
髄膜炎菌性髄膜炎　156
睡眠　56
スキャモンの発育曲線　37
健やか親子21　219
スタンダードプリコーション　201
スモールステップ　103
擦り傷　202
生活習慣　126
精神機能　92
成人循環　49
精神発達　92

生理的黄疸　49
生理的健康　19
世界保健機関　18,110
世界保健機関憲章　18
咳　143
全国保育士会倫理綱領　30
染色体　35
染色体異常　35
前庭覚　82
先天性股関節脱臼　190
創傷　202
粗大運動　62
第一次救命処置　206

た行

体温　54,56
体温調節　50
胎児　23,23
胎児期　34
胎児循環　48
代謝　193
体重　35,35,40
帯状疱疹　158
胎生期　20
大泉門　36
体調不良　141
脱臼　203
脱水　142
打撲　203
探索反射　67
窒息　208
知的障害　113
注意欠陥・多動症　114
腸炎　143
聴覚　78
聴覚検査　85
腸管出血性大腸菌感染症　155
聴性行動反応検査　86
跳躍反応　68
直接圧迫止血法　202
つかまり立ち　63
つたい歩き　63
手足口病　156

定期接種　163
伝染性紅斑　156
伝染性軟属腫　159,190
伝染性膿痂疹　159,189
トイレ　133
トイレトレーニング　133
頭囲　36
頭囲　38
同時接種　163
糖尿病　193
頭部外傷　205
トーチ症候群　45
突発性発疹　158
とびひ　159,189

な行

生ワクチン　162
乳歯　126
乳児期　20
乳児死亡　26
乳幼児健康診査　71
乳幼児身体発育曲線　40
妊娠　34
妊娠週数　35
寝返り　62
熱傷　204
熱性けいれん　142
捻挫　203
脳　82
ノロウイルス感染症　157

は行

歯　126
把握反射　68
パーセンタイル値　40
バーテン　96
肺炎　188
排泄　57,133
バイタルサイン　53
はいはい　62
はしか　152
発育性股関節形成不全　190
発達障害　102,113

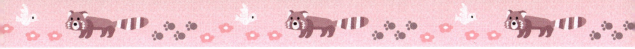

発達性協調運動症　114
発達評価　71
発達方向　70
発熱　141,151
鼻　81,191
鼻出血　192,204
歯磨き　128
パラシュート反射　68
反射　68
鼻腔　81
肥厚性幽門狭窄症　188
微細運動　63
非対称性緊張性頸反射　68
ひとり歩き　63
ひとりすわり　62
日内変動　51
皮膚　81
百日咳　155
病気　140
風疹　154
プール熱　155
不活性ワクチン　162
不感蒸泄　52
副反応　163
不慮の事故　27,198
ヘルニア　189
ヘルパンギーナ　157
偏食　130
扁桃炎　192
保育所保育指針　21,30,214
ボウルヴィ　94
保健計画　216
捕捉反射　67
発疹　144
発疹　151
ホッピング反応　68
ホメオスタシス　50,53

ま行

マイコプラズマ肺炎　156
麻疹　152
味覚　80
味覚　130

水いぼ　159,190
水ぼうそう　154
三日はしか　154
耳　78,191
脈拍　53
ムンプス　154
目（眼）　76
免疫　51,150,170
免疫ブログリン　51
モロー反射　68

や行

やけど　204
遊戯聴力検査　86
溶血性レンサ球菌　156
幼児期　20
要保護児童地域対策協議会　221
溶錬菌感染症　156
予防　140
予防接種　162

ら行

ランドルト環　85
離乳　55
流行性角結膜炎　155
流行性耳下腺炎　154
りんご病　156
ローレル指数　42
ロタウイルス感染症　157

わ行

ワクチン　162

シリーズ 知のゆりかご
子どもの保健

2025 年 3 月 31 日　初版第 1 刷発行

編　　集	谷川　友美	
発 行 者	竹鼻　均之	
発 行 所	株式会社みらい	
	〒500-8137　岐阜市東興町40　第5澤田ビル	
	TEL　058 - 247 - 1227 ㈹	
	FAX　058 - 247 - 1218	
	https://www.mirai-inc.jp/	
印刷・製本	サンメッセ株式会社	

ISBN978-4-86015-636-7 C3337
Printed in Japan　　　　　乱丁本・落丁本はお取り替え致します。